Aromatherapy handbook

아로마테라피 핸드북

아로마테라피 핸드북

전문인을 위한 완벽 가이드

오홍근 지음

YANG MOON

Aromatherapy handbook

아로마테라피 핸드북

초판 1쇄 | 2002년 7월 26일
초판 4쇄 | 2003년 4월 30일

지은이 | 오홍근
펴낸이 | 변동호
기획이사 | 변동현
출판실장 | 옥두석
편집부 | 이준호
디자인 | design Vita
일러스트 | 이우만 손현수
마케팅 | 김현중
관리 | 김효선
인쇄처 | 한영문화사
제본처 | 영신제책
펴낸곳 | (주)양문
　　　　출판등록 1996년 8월 17일(제1-1975호)
　　　　주소 (110-260) 서울시 종로구 가회동 170-12 자미원빌딩 2층
　　　　전화 (02)742-2563~2565 팩스 (02)742-2566
　　　　이메일 yangmoon@dreamwiz.com

ISBN 89-87203-46-8 03510

잘못된 책은 본사나 구입하신 서점에서 바꾸어 드립니다.

이 세상 오직 한 사람만을 위한 처방

현대문명의 큰 줄기는 21세기가 되면서 자연과 생명의 중요성과 그 존엄한 보존성 쪽으로 흘러가고 있는 듯하다. 그만큼 우리는 그동안 문명화라는 명분 아래 자연파괴와 생명경시를 방관해왔다. 이제는 우리의 생명을 살리고 우리가 가진 아름다운 감성을 자연 속에서 성장시키는 일을 최우선으로 해야 할 때인 것이다.

인간이 가지고 있는 감각기관의 훌륭한 기능 발휘야말로 이러한 생명유지와 감성발달에 직접적인 관계가 있는데 특히 후각은 인간의 대뇌와 직접 연결되어 있어서 인지기능, 면역기능, 정서기능을 직접적으로 조절하고 있다고 밝혀지고 있다. 또한 다섯 가지 감각 중 특히 후각에 대한 상실은 그 정도가 심각하여 시각상실 정도로 치면 80퍼센트의 시력장애 상태와 마찬가지이다.

아로마테라피는 자연의 허브에서 얻은 향기를 가지고 바로 이러한 소중한 후각기능을 살리고 이용하는 진보적인 치료법이다. 그동안 아로마테라피 클리닉을 통해 향기치료를 받은 사람들은 치료 효과와 함께 편리성, 안전성에 만족하고 후각기능의 특성을 재삼 확인하고 있다.

그러나 향기가 가지고 있는 비정량적이고 비객관적인 성질 때문에 엄밀성을 강조하는 과학의 세계에서 쉽게 자리를 잡지 못하고 있다가 이제는 점차 과학 기술이 첨단화됨에 따라 그러한 특성을 밝힐 수 있게 되었으며 이상적인 새로운 진단법과 치료법으로 개발될 수 있는 가능성을 보여주고 있는 것이다.

문화인류학적인 입장에서도 냄새의 확산성과 증발력은 모든 문화를 뒤섞이게 하고 혼합시켜 화합과 자율성으로 상징화될 수 있다. 아로마테라피는 의학적 패러다임을 바꾸어 놓을 수 있는 중요한 영역이 되고 있을 뿐 아니라 문명적 세계관을 이끄는 척도가 될 수 있다.

필자는 그동안 향기요법과 관련된 책과 교육을 통해 전문가를 위한 보다 전문적이고 실제적인 서적이 필요하다는 생각으로 많은 연구실적과 임상사례를 통해 얻어낼 수 있었던 귀중한 자료들을 정리해 보았으며 지금까지의 저서에서 부족하였던 아로마 에센셜 오일들의 효능과 임상적 적용 등에 대해 보다 많은 내용을 담았다. 특히 전문 의료인들과 아로마테라피스트들에게 참고가 될 수 있도록 하였을 뿐만 아니라 향기요법에 관심을 가지고 있는 다양한 계층의 일반인들에게도 도움이 될 수 있도록 중요하고 필수적인 내용은 빼놓지 않고 기술하였음을 부언하고 싶다.

향기요법의 기초 이론에서부터 실제 적용법, 아로마테라피스트로서 갖추어야 할 갖가지 자료 등을 일목요연하게 정리하였으며, 특히 각 오일의 특성과 적용 범위를 살린 오일 사전, 증상 및 질병에 맞는 처방법은 향기요법에 대한 인류의 오랜 연구 성과를 집대성해 놓은 부분이라 하겠다.

몸에 어떤 증상이나 질병이 발생했다는 것은 그 사람의 전체 생활 습관이나 처해 있는 환경, 심리 상태 등에 변화가 생겼다는 의미이다. 그런데 현대의학은 다른 주변 조건들은 제쳐두고 오로지 증상에만 집중적인 관심을 보인다. 살아 있는 유기체의 활동에서 나타난 현상이 아니라 오로지 '병' 자체만을 연구하고 치료하는 것이다.

이에 반해 향기요법은 환자의 몸 상태, 주어진 환경, 심리 상태까지 고려하며 치료해 가는 생활 의술이다. 증상에 따라 모든 사람에게 적용되는 천편일률적인 처방이 아니라 환자 한 사람 한 사람, 처해 있는 상황 상황에 따라 모든 치료법이 달라진다. 이런 성질 때문에 향기요법은 비과학적이라는 오명을 받아왔지만 오히려 '이 세상에 오직 한 사람만을 위해 만들어지는 처방'이라는 사실로 인해 환자는 자신을 사랑하고 긍정할 수 있는 마음의 여유를 갖게 된다. 그러한 여유는 증상을 호전시키고 치료하는 데 절대적인 역할을 하게 된다.

　이 책이 앞으로 아로마테라피와 관련된 연구와 개발뿐만 아니라 후
각문화의 발전에도 기여할 수 있는 자료가 되었으면 좋겠다는 바람을
간직하며 이 책이 나오기까지 애정을 가지고 헌신해주신 조규창 씨,
김신희 씨, 양문출판사 편집부 여러분, 그리고 보이지 않게 성원해주
신 많은 분들께 진심어린 감사를 드린다.

2002년 여름

오홍근

차례

3장 아로마 에센셜 오일 사전

4장 증상별 아로마테라피 처방법

1

향기요법의 세계

1 전인치료적 개념의 향기요법

전인치료, 즉 Holism이란 말에는 몸뿐 아니라 마음, 영혼을 모두 치료한다는 의미가 있다. 어원은 그리스어 'holos', 즉 'whole' 이란 뜻으로 'holy' 의 의미를 갖고 있다. 앵글로색슨과 고대 게르만어로는 치유와 건강의 의미를 포함하고 있다. 이보다 더 오래된 것으로는 산스크리트어로 'growth', 'nourishment' 의 의미를 가지며 '몸을 양육시키는 음식' 이나 '영혼을 살찌우는 것' 의 의미가 있다. 앞에 'w' 자가 붙어서 'wholistic' 이 되면 주로 육체적 건강을 '완전하게 함(completeness)' 이라는 뜻이 되기도 한다. 영적인 부분을 포함해 정신이나 기타의 문제를 치료함으로써 신체적 질병까지도 치료할 수 있다는 이야기이다.

결국 인간 전체를 치유하기 위해서는 개인의 병든 부분만 파고들 것이 아니라 한 인간으로서의 삶 전체를 다 훑어보아야 한다는 것이 전인론적 의학이다. 전인치료가 대증(對症)요법적 현대의학과 다른 점은 질병 부위만을 독립적으로 분리해서 보지 않고 각 부분을 전체에 연결함으로써 인간 전체를 파악하는 데 있다. 향기요법과 같은 전인치료 전문가들은 증상을 분리해서 치료하지 않고 증상의 원인과 다른 요인들의 관계를 파악해서 광의적인 치료를 펼쳐나가는 것이 특징이다.

즉, 인간과 환경의 관계도 중요하게 여겨 자연, 식품, 공해, 사회환경, 대인관계, 생활습관, 식생활, 성격, 가족환경 등이 모두 고려되고 치유 대상이 된다.

2 향기요법이란

　아로마테라피(aromatherapy), 즉 향기요법은 각종 식물의 꽃, 열매, 줄기, 잎, 뿌리 등에서 추출한 휘발성 향유인 에센셜 오일을 흡입하거나 목욕, 마사지 등의 방법을 이용해 심신을 건강하게 하는 요법을 말한다. 아로마(aroma)는 그리스어 '향신료(spice)'에서 파생된 말로, 오늘날에는 일반적으로 '향'을 의미하며, 테라피(therapy)는 치료의 개념을 가진 '트리트먼트(treatment)'를 의미한다. 즉 아로마테라피는 향이 나는 허브에서 추출한 휘발성 오일로 몸과 마음을 건강하게 유지시키며, 정신적 · 신체적 · 사회적(환경적) · 영적인 면에서 탁월한 치유 효과를 가져오는 전인적 치료를 말한다.

　향기요법의 기본 원리는 코와 피부를 통해 향을 뇌에 전달함으로써 정신적 · 신체적 치료 효과를 가져오는 것이다. 그 장점으로는 두통약, 해열제 등 여러 가지 잡다하게 갖춰야 하는 가정상비약을 대신해 모든 용도에 간단하게 사용할 수 있는 간편성을 들 수 있다. 이 밖에도 복잡한 감정을 조절하여 우울증에 빠지지 않게 하고, 신체 기능을 균형 있게 회복시켜 주는가 하면, 성기능을 강화시켜 건강한 성생활을 유지토록 해 준다.

　피부 미용 효과 역시 빼놓을 수 없는 향기요법의 한 분야이다. 아로마를 응용한 향수와 화장품은 이미 전 세계적으로 많은 사람들로부터 사랑을 받고 있으며, 주변 환경을 일순간에 바꾸는 방향 효과에서도 아로마는 탁월한 효과를 보이고 있다.

아로마 에센셜 오일은 온갖 질병과 증상에 적용할 수 있다. 예를 들면 근육통이나 류머티즘성관절염 등의 통증 치료, 정신 질환, 소화 장애, 여성 질환, 생리 장애, 폐경기 장애, 산후 질병, 알레르기성 질환, 피부 질환, 혈액순환 장애, 임파선 순환 장애, 방광염, 감기, 인후염, 기관지염과 같은 감염 증세, 면역기능 장애, 내분비기능 장애 등에서부터 특이성 질환은 물론, 최근에는 항암 치료와 신투석, 방사선 치료 중에 생길 수 있는 부작용을 줄이는 데에도 사용되고 있다.

그 밖에도 회복기 단축, 기본적인 방부 효과, 항균 효과, 기억력 증진, 각성 효과(치매, 학습 장애), 치과, 한의학, 간호학적인 영역에서 광범위하게 활용할 수 있으며, 퇴행성 질환이나 암환자 재활에도 그 효과를 발휘한다. 이처럼 아로마는 인간의 환경과 생활에 변화를 줄 뿐 아니라 질병 치료에까지 그 영역을 넓혀가고 있다.

아로마의 이 같은 치료 효과는 의학적 실험으로도 계속 검증되고 있다. 이제 아로마는 단순한 대체요법의 차원을 넘어 현대인들의 생활 깊숙이 자리잡으며 함께 호흡하고 작용하는 생활 그 자체가 되어 가고 있는 것이다.

3 인류사와 함께한 향기요법의 역사

향기요법은 이미 오래전부터 천연 식물, 즉 허브에서 즙을 내어 상처에 바르거나 원시적인 훈증법을 이용했다는 기록이 남아 있을 만큼 그 역사는 원시시대까지 거슬러 올라간다.

기원전 4000년경 고대 중국 의서에도 이와 같은 기록이 있으며, 기원전 3000년경에는 이집트에서 시신의 방부 처리, 미용, 의료의 목적이나 중요한 의식에 사용되었다는 기록이 있다. 이외에도 파피루스에 가장 오래된 식물들의 의학적 효과와 사용법에 대한 기록이 남아 있으며, 바빌론의 약용식물 재배에 대한 기록이 남아 있다.

인도의 가장 오래된 종교서적인《리그베다》에는 식물 700가지에 대해 기술되어 있고, 그것은 오늘날 아유르베다(ayurveda) 의학의 초석이 되었다. 중국의《황제내경》같은 의서에는 식물에서 추출한 성분인 에센셜 오일을 황실 및 귀족층을 중심으로 사용했다는 기록이 있으

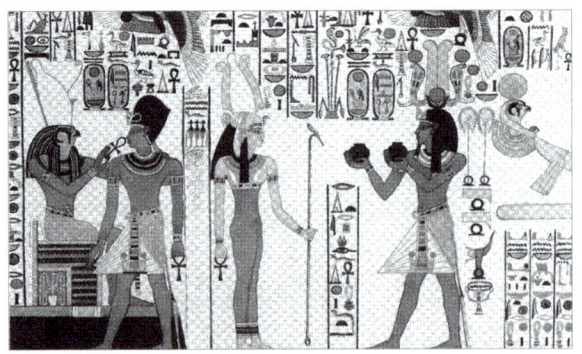

오래전 이집트 벽화에서 향기요법의 유래를 찾아볼 수 있다

며, 《본초강목》에도 2000가지 이상의 식물로 혼합된 처방을 기록하고 있다. 우리나라에서도 허준의 《동의보감》, 기미론(氣味論), 사찰에서의 침향 사용 등을 통해 향기요법의 역사를 짚어볼 수 있다.

또한 그리스의 히포크라테스도 '매일같이 아로마 목욕을 하면 병을 치료하고 건강을 유지할 수 있다'는 기록을 남겼다. 아우렐리우스의 주치의였던 갈렌(Galen)은 아로마 에센셜 오일의 여러 가지 의학적 효능에 관한 책을 펴내기도 했으며, 로마시대의 의학자였던 디오스코리데스(Pedanius Dioscorides)는 의료용 식물을 수집 기록하여 오늘날 아로마테라피의 기본을 만들었다.

이외에도 최초의 아랍인 의사 아비체나(Avicenna)는 증류법을 발명하여 라벤더, 캐머마일 등 식물이 인체에 미치는 효능에 대해 기술하였고, 쿨페퍼(Nicholas Culpeper)는 《초본서 *Herbal*》라는 책을 발간하였으며, 호프만(Freidrich Hoffman)은 에센셜 오일의 성질에 대해 연구하였다.

이렇게 여러 사람들에 의해 활발한 연구와 발전이 이루어지면서 17세기 후반에는 전 유럽에서 아로마 성분을 사용하게 되었다. 그리고 18~19세기에 약초의 활성성분에 대한 연구가 이루어지면서 카페인, 퀴닌, 모르핀, 아트로핀 등의 물질들을 규명하게 되었다. 특히 현대적 의미의 아로마테라피는 가뜨포세(René Maurice Gatefossé), 장 발네(Jean Valnet), 마그리트 모리(Marguerite Maury) 등에 의해 본격적인 시대를 열게 되었다.

'아로마테라피'라는 명칭이 치료법의 의미를 갖기 시작한 것은

1930년대 프랑스 화학자 가뜨포세에 의해서였다. 향수를 만드는 공장에서 실험을 하던 그는 향을 배합하는 실험을 하다가 실수로 화상을 입는다. 마침 옆에 있던 라벤더 오일 통을 발견하고 다급한 마음에 무의식적으로 그 통에 손을 담그게 된다. 그런데 놀랍게도 통증과 불에 덴 자리가 눈에 띌 정도로 확연히 사라져버렸다. 라벤더 오일이 화상 치료에 탁월한 효과를 발휘한 것이다. 어떤 증상에 대한 구체적인 치료법이 없던 당시로서는 놀라운 발견이었다. 그는 향유를 적절하게 이용한다면 그때까지의 사용 개념보다 훨씬 더 포괄적이고 구체적인 활용도 가능할 것이라는 생각을 하게 된다. 그리고 다른 향유들도 실험해본 결과 아로마 에센셜 오일에서 소독·살균·진정·소염 작용 등 놀라운 효능들을 발견한다. 비로소 아로마, 즉 향에 대한 연구가 본격적으로 시작되었고, 그 내용을 담은 책들이 출간되기 시작했다. 이때가 바로 향치료의 개념이 정립되기 시작한 중요한 시점이다.

　제1차 세계대전 당시 군의관으로 있던 장 발네는 인도차이나 전쟁에서 아로마 에센셜 오일을 이용해 심한 화상이나 상처를 입은 병사들을 치료했고, 전쟁이 끝나고 1964년에는 《아로마테라피 치료*The Practice of Aromatherapy*》라는 책을 출간하였다. 이 책은 아로마테라피 최초의 임상 교과서로 불리며 아로마 에센셜 오일의 의학적 사용 분야에서 가장 중요한 출판물로 인정받고 있다. 현재 유럽에서 향기요법이 하나의 치료법으로 인식되게 된 것도 이 책의 영향 때문이라고 할 수 있다.

장 발네

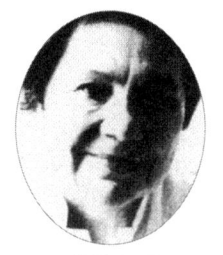

마그리트 모리

아로마 마사지의 창시자인 모리는 화학자 출신으로 프랑스에서 아로마테라피를 공부하는 등 피부 재생 및 노화 방지에 관심이 많았다. 이후 영국으로 건너가 피부 미용에 아로마 에센셜 오일을 적용한 아로마 마사지법을 창시했고, 그 내용을 《인생과 젊음의 비밀 *The secret of life and youth*》 등의 책으로 발간하였다.

그러나 19세기 후반부터 20세기 후반에 이르기까지 화학 합성 약물들의 개발이 활발히 이루어지면서 현대의학에서는 아로마테라피와 같은 천연물질을 이용한 치료법에는 관심을 갖지 않게 된다.

4 왜 다시 향기요법인가

생활이 복잡해지고 기계화되면서 발생하는 인위적인 변화들은 현대인에게 적잖은 스트레스와 강박관념을 심어주고 있다. 그로 인해 현대인은 수많은 질환들을 호소하고 있고, 그에 따른 치료법, 예방 차원의 약제나 요법들이 난무하는 것이 현실이다.

그러나 어떤 질환이 있는 사람을 유기체적인 인간으로 보지 않고, 단지 '환자'라는 공통분모로 묶어 정해진 의학적 틀에 꿰맞추는 현대의학은 한 가지 증상은 치료할 수 있을지 모르나, 치료 효과만큼 다양한 부작용을 나타내기도 한다. 대부분의 현대 의료종사자들은 환자의 몸과 마음을 분리된 것으로 간주하기 때문에 좋은 환자와 의사의 관계를 형성하지 못해 갖가지 폐해를 양산하고 있다.

이러한 상황에서 사람들은 부작용 없이 자유로운 마음으로 즐기듯 병을 치료할 수 있길 원하는데, 바로 이러한 바람을 해결해줄 수 있는 것이 향기요법이다. 향은 기분이 좋다, 나른하다, 생기가 돋는다, 사랑한다 등 의식과 무의식의 세계를 넘나들며 사람의 몸과 마음을 움직인다. 이렇듯 사람들은 향에 매우 민감하다.

아로마는 천연 식물 향으로 부작용이 거의 없고 정신적 안정, 피부 미용, 공기 정화 등에 탁월한 효능이 있다. 인간이 가장 선호하는 자연의 향기 그대로인 것이다. 향기요법은 향의 독특한 성분을 이용한 자연 치료, 전인치료의 개념으로 현대인이 스트레스를 해결하고 질병을 예방하는 데 큰 도움을 주고 있다. 최근 향기요법이 각광받는 것도 바로 현대인의 이러한 욕구와 맞아떨어지기 때문이다.

향기요법에서 사용되는 에센셜 오일에는 화학 작용을 일으키는 여러 가지 성분이 들어 있어 몸이 일으키는 관련 증상에 골고루 영향을 미친다. 뿐만 아니라 여러 가지 오일을 혼합해 사용할 경우 그 효과는 증가하고 각 오일이 가지고 있는 부작용은 줄어들게 된다. 예를 들어 방광염 치료를 위해 버거못 오일을 사용할 때 라벤더나 제라늄 오일을 혼합해서 사용하면 방광의 염증을 치료하는 것은 물론 불안을 없애고 면역 기능을 항진시켜 증상이 재발되는 것을 막는 효과 또한 얻을 수 있다.

향기요법은 사람의 몸뿐 아니라 마음 상태를 조절하는 작용을 하기 때문에 아로마테라피스트는 환자의 정신 심리 상태에도 관심을 기울여야 함은 물론이다. 따라서 아로마테라피스트는 전인적인 차원에서 몸과 마음, 자연과 인간 등 자신의 주변과 분리할 수 없는 인간을 이해하고 있어야 하고, 우리가 살고 있는 우주에 대한 깊은 이해가 있어야 한다. 또 천연 물질로서 다양한 치료 성분을 가지고 환경을 오염시키지 않고 지구의 자원을 고갈시키지도 않으며 인간에게 자연의 에너지로 화합에 이르게 한다는 점에서 향기요법은 전인적 치료라 할 수 있다.

향기요법의 특징 중 하나는 후각 신경을 통해 대뇌의 중요 부위에 자극을 주어 신체 조직과 기관의 병든 부위와 기능을 치료하는 첨단 의학기술과 원리에 의한다는 것이다. 이러한 특징과 이점은 머지 않은 장래에 모든 의약품이나 치료제를 먹거나 주사하는 대신 코로 흡입하고 좋은 향기를 맡음으로써 질병을 치료하는 시대가 오게 될 것이라는 예상을 가능케 한다.

2

아로마 에셴셜 오일의 세계

1 아로마 에센셜 오일이란

아로마 에센셜 오일이란 식물에서 추출한 화학물질과 호르몬 성분으로, 우리 인체에 여러 화학물질과 호르몬이 필수 불가결하듯 식물이 가진 생명의 힘도 여기서 나온다고 할 수 있다. 인체에 사용 가능한 오일은 약 300여 종 이상이 있으며, 그중 약 60여 종의 오일을 사용한다.

에센셜 오일의 종류에 따라 추출 부위가 달라지는데, 예를 들어 레몬은 껍질에서, 주니퍼 베리는 열매에서, 로즈메리는 꽃잎에서 추출한다. 이러한 향유는 개별적으로 쓰일 수도 있고 목적에 따라 2~3종류를 혼합해서 사용할 수도 있다.

모든 향유는 소독 및 방부 효과가 뛰어나며 100% 순수 자연성분으로 생명력을 가지고 있고, 식물에서 추출되는 향유의 양은 전체 식물의 양에 비해 극히 미량이다.

향유는 추출법도 까다롭고 추출 시기에 따라 그 효과가 달라지는 등 매우 세심한 주의가 필요하기 때문에 희소가치가 높을 수밖에 없다. 또한 추출법과 희귀성에 의해 가격 차이도 난다. 멜리사 같은 최고가의 오일에서부터 네롤리·재스민·로즈 같은 중고가 오일, 캐머마일 로먼 같은 고가 오일, 샌들우드·프랑킨센스·몰약 같은 적정가 오일, 라벤더·제라늄 같은 중저가 오일, 레몬·오렌지 스위트 등의 감귤 향 같은 저가 오일 등으로 다양하다. 그 밖에 수확량에 따라서도 가격 차이가 난다. 예를 들어 100kg의 유칼립투스에서 10ℓ, 100kg의 라벤더에서 3*l*, 100kg의 로즈에서 100mg, 3톤의 멜리사에서 0.5*l*의 오일을 생산하기 때문에 수확량에 따라 가격 차이가 나는 것은 당연하다.

아로마 에센셜 오일의 질을 구분하는 요소는 토양, 기후, 화학비료 사용 여부 등의 생태학적 요소와 수확 시기, 유전적 요소, 화학구조 등이다. 원하는 만큼의 치료 효과를 얻으려면 얼마나 순수한 오일을 선택하느냐 하는 것이 중요하다. 반드시 그렇지는 않지만, 대부분 오일의 품질은 가격과 비례한다. 유기농법으로 재배한 식물에서 얻은 오일이 가격 면에서는 조금 비싸지만 높은 품질과 좋은 효과를 기대할 수 있다.

때에 따라 이득을 많이 남기기 위해 순수 오일은 최소화하고 거기에 유사한 오일이나 알코올성 오일들을 섞는 경우가 많다. 이런 경우 향이 아무리 좋아도 치료 성분이 미달되어 있고 천연 화학성분의 조성 비율이 파괴되었기 때문에 치료 효과를 기대하기는 어렵다. 따라서 아로마 에센셜 오일을 고를 때는 반드시 좋은 품질의 것을 고르고, 이때 원산지를 확인하는 것을 잊지 말아야 한다.

2 아로마 에센셜 오일의 추출 부위와 추출법

아로마 에센셜 오일은 각종 식물의 꽃, 잎, 열매, 줄기, 뿌리 등에 따라 다르게 추출되며, 추출 부위에 따라 치료 효능도 다르다. 추출 부위에 따른 효능과 해당 오일의 종류를 열거하면 다음과 같다.

추출 부위에 따른 오일의 종류와 효능

추출 부위	효능	오일
꽃	성기능 강화, 항우울 작용	재스민, 네롤리, 일랑일랑, 로즈 등
꽃잎	해독 작용	로즈메리, 라벤더, 페퍼민트, 바질 등
잎	호흡기 질환	티 트리, 파출리, 페티그레인, 유칼립투스 등
감귤류의 껍질	기분 전환, 원기 왕성	오렌지 스위트, 만다린, 레몬 등
열매	해독 작용, 이뇨 작용	페널, 블랙페퍼, 주니퍼 베리 등
수지	이완 작용, 호흡기 질환, 소독, 살균 작용	프랑킨센스, 몰약 등
나무	비뇨·생식기관 감염 치료	시더우드, 로즈우드, 샌들우드 등
뿌리	신경계 질환 진정 작용	베티버, 진저(생강), 안젤리카 등

　아로마 에센셜 오일을 추출하는 방법으로는 증류법, 엄프라지, 솔벤트 추출법, 냉각압축법, CO_2 추출법 등이 있다. 그중에서 약 80% 정도는 증류법에 의해 추출된다. 증기와 열, 농축의 과정을 거쳐 추출하는 증류법은 추출 시간이 다소 오래 걸리고 비효율적이며, 추출 도중 산화가 일어나 오일의 성분이 변할 수 있다는 단점이 있다.

　열대성 과일에서 오일을 추출할 때는 냉각압축법을 사용하며 감귤류의 오일들이 주로 이 추출법을 통해 만들어진다. 라드(lard)라는 동물성 기름을 사용해 추출하는 방법인 엄프라지는 지금은 거의 사용을 하지 않는 원시적인 방법이다. 로즈메리, 재스민처럼 질이 높은 오일을 만들기 위해서는 벤젠과 알코올 등을 이용하는 솔벤트 추출법이 사용된다.

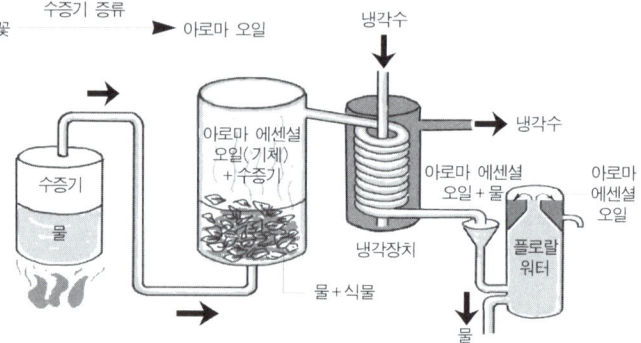

꽃 ──수증기 증류──▶ 아로마 오일

증류법

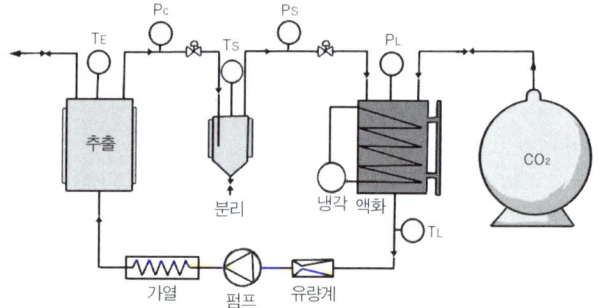

CO_2 추출법

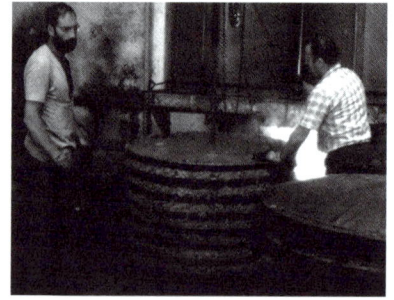

냉각압축법

3 아로마 에센셜 오일의 효능

　각각의 오일은 다양한 효능을 가지고 있고, 또 그 효능들은 여러 가지 오일에서 나타나는 특성이기도 하다. 다음은 효능별로 정리한 아로마 에센셜 오일의 종류이다.

효능별 아로마 에센셜 오일

효능	오일
일반적 살균 소독	유칼립투스, 라벤더, 네롤리, 파인, 로즈메리, 타임
류머티즘성 염증 억제	블랙페퍼, 캐머마일 저먼, 유칼립투스, 주니퍼 베리, 라벤더, 레몬, 마조람, 로즈메리, 타임
통증 해소	블랙페퍼, 유칼립투스, 라벤더, 마조람, 로즈메리, 타임
림프 흐름 개선	페널, 그레이프프루트, 주니퍼 베리, 레몬, 오렌지 스위트, 로즈메리
정신기능 강화	바질, 페퍼민트, 로즈메리, 타임
소화기관 장애 해소	블랙페퍼, 캐머마일 로먼, 페널, 페퍼민트, 로즈메리
생리 장애 치료	캐머마일 로먼, 클라리 세이지, 제라늄, 라벤더, 로즈, 마조람
스트레스 해소	버거못, 캐머마일 로먼, 라벤더, 네롤리, 오렌지 스위트, 샌들우드, 일랑일랑
습진, 피부염 치료	캐머마일 로먼, 라벤더, 네롤리, 티 트리, 몰약
항박테리아 작용	티 트리, 몰약, 시더우드, 유칼립투스, 라벤더, 파출리
상처, 염증 해소	유칼립투스, 라벤더, 레몬, 프랑킨센스, 몰약, 티 트리
기침, 호흡기 질환 치료	유칼립투스, 페널, 프랑킨센스, 페퍼민트, 파인, 로즈메리, 타임

효능	오일
해독	사이프러스, 페널, 그레이프프루트, 주니퍼 베리, 레몬, 오렌지 스위트, 로즈메리
우울증 해소	바질, 버거못, 제라늄, 재스민, 라벤더, 네롤리, 로즈, 일랑일랑
해충 박멸	바질, 시더우드, 유칼립투스, 제라늄, 라벤더, 페퍼민트, 타임
비듬 방지	시더우드, 캐머마일 로먼, 유칼립투스, 주니퍼 베리, 라벤더, 로즈메리, 티 트리

4 에센셜 오일의 특수성

일반적인 작용 외에 아로마 에센셜 오일이 갖고 있는 특수성으로는 기억능력 조절, 주관적 반응, 특정 향에 대한 후각 상실 등이 있다.

'기억능력 조절'이란 향이 인체에 미치는 영향 중 가장 독특한 것으로 기억의 연상작용으로 인해 특정 향에 대해 독특한 반응을 보이는 현상을 말한다. 이는 냄새가 감정과 연관된 개개의 과거 경험 등을 가지고 있기 때문이다. 이로 인해 과거의 사건뿐 아니라 그때의 감정 상태까지 연상시켜 준다. 예를 들어 우리는 아주 어렸을 때 맡았던 엄마의 품에서 나는 냄새와 유사한 냄새를 맡을 때마다 푸근한 느낌을 떠올리게 된다. 이렇듯 향은 아주 오래 기억되기 때문에 처음 향기요법을 접하는 사람에게 얼마나 편하고 좋은 느낌을 남기느냐가 관건이라 할 수 있다.

'주관적 반응'은 같은 향을 대하면서도 사람들마다 서로 다른 반응을 보이는 것을 말한다. 예를 들어 같은 향수를 사용하더라도 사람마다 조금씩 다르게 느껴지는데, 이는 개개인이 지닌 체취가 다르기 때문이다. 이러한 체취의 원인은 '페로몬(pheromone)'이라는 분비물 때문이다.

사람에 따라 어떤 특정 향에 대해 전혀 반응을 보이지 않는 현상을 '후각 상실(specific anosmia)'이라고 한다. 그러나 이러한 경우에도 피부는 그 향에 대해 반응을 보인다는 것이 뇌파검사(EEG)에 의해 밝혀졌다.

따라서 이러한 특수성을 감안해 아로마 에센셜 오일을 적절히 사용하도록 해야 한다.

5 오일의 흡수 경로

오일은 코의 후각이나 호흡기, 피부 등을 통해 흡수된다. 후각 신경은 다른 감각들보다 예민하기 때문에 후각 신경을 통한 오일의 흡수 속도도 가장 빠르다. 후각의 경우 0.5초, 압각은 0.9초, 청각은 0.15초 걸린다. 피부를 통해 흡수된 오일의 성분은 진피층까지 흡수되어 모세혈관과 임파 순환을 통해 전신에 전달되는데, 친화력을 가진 특정 기관에 머물며 질병을 치유한다. 먹는 방법도 있으며, 원액이 위 점막 등에 심한 손상을 일으킬 수 있으므로 반드시 캡슐에 넣어 희석된 상태로 복용해야 한다. 이 방법은 아직까지도 대부분의 나라에서는 법적으로 금지하고 있다.

① 후각을 통한 흡수

　　코→실리아(cilia) →후각구→후각신경→변연계→뇌피질→

　　시상하부→뇌하수체→호르몬→자율신경계

② 호흡을 통한 흡수

　　코→부비강→인두→후두→기관지→폐포→혈관→온몸

③ 피부를 통한 흡수

　　표피→진피→체액→림프계→혈액→온몸

④ 입을 통한 섭취

　　다른 방법들과 비교했을 때 작용 시간이 가장 오래 걸린다.

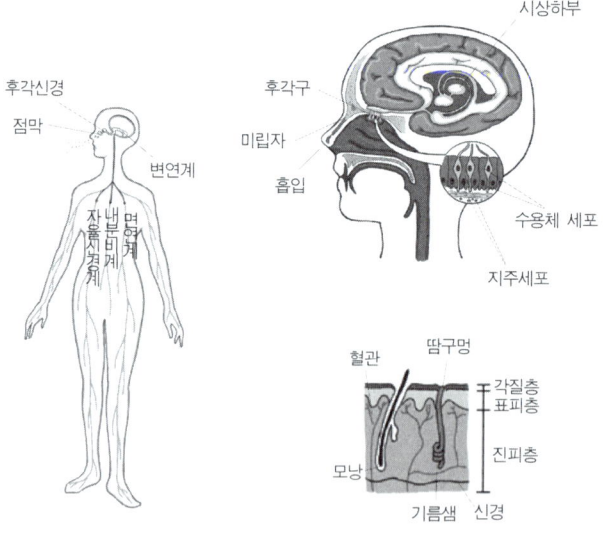

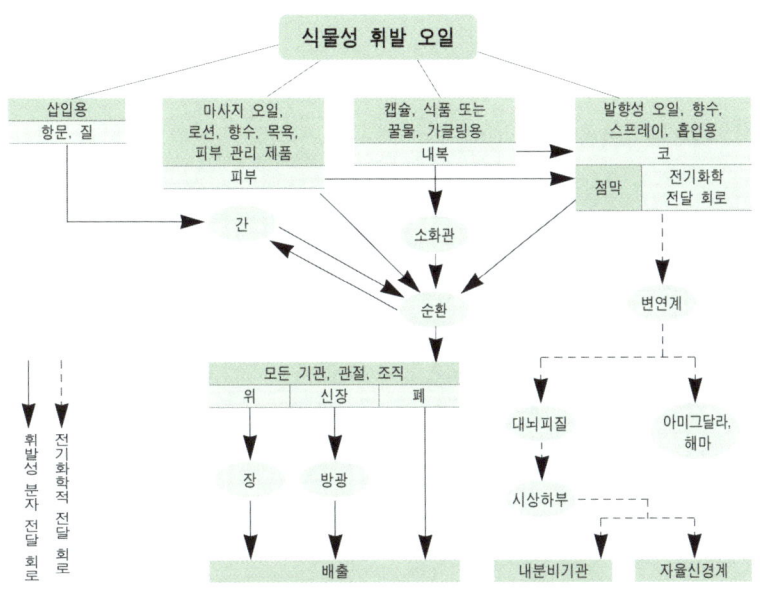

식물성 휘발 오일

삽입용	마사지 오일, 로션, 향수, 목욕, 피부 관리 제품	캡슐, 식품 또는 꿀물, 가글링용	발향성 오일, 향수, 스프레이, 흡입용
항문, 질	피부	내복	코

점막 전기화학 전달 회로

간 · 소화관 · 순환 · 변연계

모든 기관, 관절, 조직
위 · 신장 · 폐

장 · 방광

배출

휘발성 분자 전달 회로 · 전기화학적 전달 회로

대뇌피질 · 아미그달라, 해마

시상하부 · 내분비기관 · 자율신경계

아로마 에센셜 오일의 흡수 경로

6 에센셜 오일의 화학적 특성

아로마 분자는 기본적으로 탄소, 수소, 산소 원자로 구성되어 있다. 그리고 그 밖에 유황화합물, 질소화합물들이 일부 포함되어 있다. 보통 한 개의 에센셜 오일에 100여 종의 아로마 분자가 있으며 분자의 수는 10~500종까지 다양하다. 식물마다 각각 다른 분자들로 결합되어 있어 저마다의 독특한 에센셜 오일들을 만들어내는 것이다.

1) 에센셜 오일의 화학적 기능

① 테르펜 : Terpene(CH)

구분	작용 및 특성	해당 오일
Monoterpene $(C_{10}H_{16})$	· 부분 진통, 방부, 경도의 거담 해소, 부신피질 자극 · 장기 사용시 피부 자극 우려 · 복합성분은 limone, terpinene, canphene, myrcene, sabinene, p-cymene, phellandrene, α & β-pinene, thujene이 있다.	주니퍼 베리, 블랙페퍼, 버거못, 코리앤더, 오렌지 스위트, 레몬, 페널, 네롤리, 페퍼민트, 파인, 사이프러스, 유칼립투스, 로즈메리, 마조람, 시너먼(계피)
Sesquiterpene $(C_{15}H_{24})$	· 항염증, 항바이러스 작용 · 뿌리나 나무에서 증류법으로 추출하거나 국화과의 식물에서 추출한다. · 복합성분은 caryophyllen, farnesol crose, bisabolol, valeranon, santalol, zingiberol, veriteron, veitiveral, carotol, spikenard	캐머마일 로먼, 캐머마일 저먼, 라벤더, 클라리 세이지, 시너먼, 시더우드, 주니퍼 베리
Diterpene	에센셜 오일에는 드물게 함유되어 있다.	

Terpene 분자구조

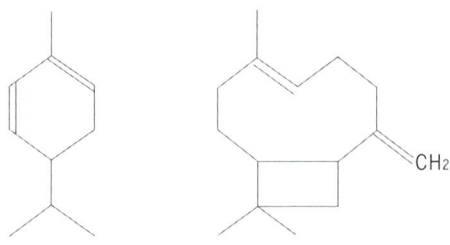

테르펜에는 그 밖에 C3O(식물성 스테로이드), C4O(호르몬)과 같은 분자가 있으나 분자량이 커서 증기로 발산되기 어렵다.

② 페놀 : Phenol(-OR)

작용 및 특성	해당 오일
· 고도의 항감염제, 흥분 효과, 박테리아 살균, 면역 조절작용 · 고농도로 장시간 사용시 피부 자극, 점막 및 간 손상 우려 · 복합성분으로는 carvacrol, thymol, eugenol, gaiacol, chavicol, australol이 있다.	클로브 버드, 세이보리, 타임, 시너먼, 블랙페퍼 등

Phenol 분자구조

③ 알코올 : Alcohol(-OH)

작용 및 특성	해당 오일
· 강장, 흥분, 항박테리아, 항바이러스 작용 · 자극성이 없어 사용하기에 안전함 · 복합성분으로 geraniol, menthol, a-terpineol, terpineol-4, sabinol, linalol(linalool), thuyanol 등이 있으며, 모노테르펜 성분으로는 cinalol, geraniol, nerol, a-terpineol, cuminol, carveol, borneol, pinocarveol, sabinol, mentol이 있다. · 알코올 그룹 중 sesquiterpen 분자는 항염증, 면역반응 촉진 작용을 한다.	제라늄, 로즈우드, 로즈, 티 트리

④ 케톤 : Ketone(-COR)

작용 및 특성	해당 오일
· 거담, 상처 치유, 지방 분해 작용 · 고도의 thujone 성분은 독성이 강함. 대량 사용시 신경독성 유발, 지속적 반복 사용시 부작용 우려, 불규칙적으로 가끔씩 사용 · 복합성분으로 thujone, carvone, menthrone, atlantone, vetivone, pino cam phone, piperitone, cryptone verbenone, jasmone, fenchone, pulegone이 있다.	클라리 세이지, 히솝, 시너먼, 로즈메리, 페퍼민트, 재스민, 페널, 유칼립투스, 프랑킨센스

Ketone 분자구조

⑤ 에스테르 : Ester(-COOR)

작용 및 특성	해당 오일
· 이완, 진정 효과, 항경련, 항균 작용 · 에스테르가 함유된 오일은 향기가 매우 좋다. · 모든 에센셜 오일의 화학성분 중 가장 균형 잡힌 성분이며, 산(acid)과 알코올의 반응으로 만들어지는 물질이다. · 복합성분으로는 linalyl acetate, neryl acetate, geranyl acetate, bornyl acetate, acetate 등이 있다.	라벤더, 버거못, 클라리 세이지, 일랑일랑, 마조 람, 캐머마일 로먼

Ester 분자구조

$$H_2C-O-C-CH_3$$
$$O$$

약리 작용을 하는 그 밖의 성분으로 쿠마린(coumarine), 에시드 (acid), 옥시드(oxide), 알데히드(aldehyde), 에테르(ether)등이 있다.

2) 에센셜 오일의 화학적 특성 이해

한 가지에 서로 다른 성분이 섞여 있는 식물이 있는 반면 레몬, 타임, 로즈, 시트로넬라, 팔마로사, 제라늄과 같이 여러 식물에 똑같은 아로마 분자가 들어 있는 경우도 있다. 서로 전혀 다른 식물이 비슷한 아로마 분자를 함유할 경우 비슷한 향을 풍기기도 한다. 예를 들어 멜리사, 레몬 버베나(lemon verbena) 등이 여기에 속한다. 그런가 하면 로즈우드, 코리앤더(coriander), 프랑스산 바질, 라벤더처럼 같은 성분을 함유하더라도 향이 서로 다른 경우도 있다.

어떤 에센셜 오일은 한두 개의 튀는 분자에 의해 향기와 맛, 작용 등이 좌우되기도 한다. 예를 들어 샌들우드는 65~90%의 산타롤(santalol)에 의해, 클로브 버드는 70~80%의 유게놀(eugenol)에 의해 그 특성이 규정된다. 또한 극소량의 분자가 오일의 특성을 좌우하기도 하는데, 클라리 세이지가 그 대표적인 오일이다.

그런가 하면 케모타입(chemotype)이라 하여 같은 종, 같은 속에 속하는 식물일지라도 다른 아로마 분자를 생산하는 경우가 있다. 그것은 날씨, 토양, 조사량 등의 영향에 의해 달라지는 경우와 타임처럼 복제(clone)에 의해 만들어지는 경우이다. 예를 들면 thyus vulgaris linalol, thymus vulgaris thymus 등이 타임의 케모타입이다. 반면 유칼립투스의 경우 eucalyptus globulus, eucalyptus citriodora, eucalyptus radiata는 케모타입이 아니라 종이 다른 것이다.

에센셜 오일은 서로 다른 아로마 가계보가 복합적으로 합쳐져 이루어지고 있으며(예를 들면 Helichrysum은 ester와 ketone으로 구성), 화학성분은 식물 이름이나 학명에서 유래되기도 하고(예를 들면 thymol은 Thyme에서, pinene는 Pine에서 유래), 화학성분의 끝 단어가 어떤 그룹에 속하는지를 가리키는 경우(화학성분의 끝에 ene가 붙으면 terpene에 속하고, one이 붙으면 ketone에 속한다)도 있다.

7 오일의 분류와 블렌딩의 원칙

　이렇듯 복합적이고 다양한 성질을 가진 아로마 에센셜 오일은 그들이 가지고 있는 특유의 성질로 인해 각각의 오일을 블렌딩했을 때는 한 종류만 사용했을 때에 비해 시너지 효과가 월등하다. 아로마 에센셜 오일을 이용할 때 적당한 비율의 배합은 치료 효과와 직접적인 관련이 있을 만큼 매우 중요하다.

　향기요법에서 말하는 시너지 효과란 두 가지 이상의 에센셜 오일을 섞어 사용할 때 생기는 상승작용을 말한다. 예를 들어 버거못에 티 트리를 함께 쓰면 피지가 많거나 여드름이 있는 피부와 방광염에 효과적이고, 라벤더를 혼합하면 정신적 안정과 근심걱정, 스트레스에 효과적이다. 또 로즈메리와 어울렸을 때는 피로를 없애주고, 재스민의 경우에는 최음, 항우울, 신경계통 문제에 시너지 효과를 볼 수 있다.

　블렌딩은 향기요법에서 가장 중요한 요소로, 개인의 상황에 따라 직관과 연습을 통해 균형을 이룰 수 있기 때문에 하나의 예술이라고도 한다. 향은 휘발성과 성질에 따라 상향(top note), 중향(middle note), 하향(base note)으로 분류한다. 향기요법은 치료 효능을 극대화할 수 있는 에센셜 오일들을 혼합해서 사용할 때 훌륭한 처방이라 할 수 있는데, 좋은 향을 만들고 향기의 지속력을 유지시키기 위해서는 이 세 가지 향을 균형 있게 혼합하는 것이 중요하다. 그런 의미에서 에센셜 오일은 매우 동적이라 할 수 있다.

상향은 3시간 이내에 증발하는 성질이 있다. 맨 처음 맡을 수 있는 향으로 오래 가지는 못하지만 배합에 있어 매우 중요하다. 전체적으로 블렌딩된 배합 향의 성격을 결정짓는 역할을 한다고 볼 수 있다. 레몬, 오렌지 스위트, 유칼립투스, 그레이프프루트, 주니퍼 베리 등이 여기에 속한다. 상향은 전체 향의 5~10%를 차지하는 것이 바람직하다.

중향은 보통 6시간에서 2~3일까지 그 향을 유지한다. 배합에서도 50~80%를 차지할 만큼 중요하다. 상향과 하향의 중간에서 균형 있게 끌어 주는 기능을 하며, 예민한 모서리를 부드럽게 해주고, 각진 것을 둥글게 해주어 사람으로 치면 몸통에 해당되는 역할을 한다. 블랙페퍼, 캐머마일, 제라늄, 라벤더 등이 여기에 속한다.

가장 기본이 되는 하향은 이틀 이상, 일주일까지 향을 유지한다. 전체적인 배합을 안정되고 깊게 유지시켜 주는 오일이다. 하향은 피부에 고정이 잘 되고 인간의 영적이고 정신적인 부분에까지 작용한다. 샌들우드, 재스민, 시더우드, 프랑킨센스, 몰약 등이 여기에 속한다. 그러나 보통 사람들은 하향을 가늠하기 어렵다. 예민한 사람이라면 희미하게나마 그 향을 느끼지만 제대로 된 향을 느끼려면 피부에 닿는 그 순간이 중요하다. 하향의 오일은 전체의 5% 이내에서 배합하는 것이 적당하다. 보통은 두세 가지의 오일을 섞어야 제대로 된 효과를 볼 수 있는 반면, 다섯 가지 이상의 오일이 섞이면 오히려 효과가 반감되기도 한다.

그런데 실제 향 분류는 향기요법 전문가마다 천차만별이다. 따라서 일반인들은 향의 분류와 관계없이 개인적으로 좋아하는 향이나 자신의

성격, 증상에 따른 향과 배합하여 사용하면 된다. 그러나 이 방법은 향
기요법에 대한 경험과 전문성이 필요하기 때문에 일반인들이 활용하기
어려울 뿐 아니라 부작용의 위험을 안고 있으므로 가능하면 전문가의
도움을 받도록 한다.

구분	작용 및 특성	해당 오일
상향	· 휘발성이 강하며 향기 지속 시간은 3시간 이내이다. · 민감하며 침투적이다. · 오일 혼합시 가장 빨리 향기를 느낄 수 있다.	감귤 향 오일, 페퍼민트, 타임, 유칼립투스, 시너먼, 클로브 버드, 바질, 클라리 세이지 등
중향	· 대부분의 오일이 여기에 속한다. · 부드러우면서 원만하고 따뜻한 느낌을 준다. · 주로 인체 기능과 같은 소화기관, 일반적인 신진대사 등에 쓰인다. · 향기 지속 시간은 2~3일 정도이다.	라벤더, 로즈우드, 제라늄, 마조람 등
하향	· 향기를 오래 가게 하는 고착제로 쓰인다. · 피부 깊숙이 침투하며 깊고 심오한 느낌을 준다. · 일주일 이상 향기가 지속되며 인체에 강하게 직접적으로 반응한다. · 마음을 안정되고 편안하게 하는 성분이 있다.	샌들우드, 파출리, 몰약, 프랑킨센스, 시더우드

8 향 테스트

향을 평가하기 좋은 장소로는 조용하고 통풍이 잘 되며, 습기가 유
지되고 집중할 수 있는 곳이 적당하다. 오일의 평가 기준은 향의 질,

지속도, 증발하여 변화되는 향의 형태, 확산 속도 등이다. 다음 도표에서 알 수 있듯이 향의 유형, 성격, 강도 등으로 향을 테스트할 수 있다.

1) 향의 유형

향의 종류에 따라 다음과 같이 분류할 수 있다.

유형	특징	오일
아니스 열매 향 (anisic)	사탕 과자 향, 상쾌한 향	페널, 아니시드
발삼 향(balsamic)	기름지고 달콤하며, 따뜻한 느낌 바닐라 향 연상, 하향의 고착제로 쓰임	벤조인
캠퍼 향 (camphoraceous)	신선하고 산뜻한 약초 향	카제풋, 유칼립투스, 로즈메리
감귤 향(citrus)	자극적이고 신선함	버거못, 레몬 등 냉각 압축법으로 추출한 오일
침엽수 향(conifer)	녹색 침엽수 수지에서 추출되는 향으로 상쾌하고 활기를 줌	파인
흙향(earthy)	풍부하고 신선한 느낌	샌들우드, 진저
분향(faecal)	인돌이 함유되어 나오는 향	재스민, 투버로즈, 백합
꽃향(floral)	화초 계열의 향	재스민, 로즈, 일랑일랑
과일 향(fruity)	천연과일 향	라임
약초 향 (herbaceous)	균 냄새와 희미한 나무 향, 신선한 향	라벤더, 마조람, 로즈메리, 타임
민트 향(minty)	멘톨 향, 상쾌함, 내부 장기 깊숙이 스며드는 듯한 향	페퍼민트, 스피어민트
기름진 향(oily)	고착제를 연상시킴	일랑일랑

유형	특징	오일
페퍼 향(peppery)	따뜻하면서도 건조한 향	블랙페퍼
스파이시 향(spicy)	혀와 코를 찌르는 향	클로브 버드, 시너먼, 진저
나무 향(woody)	나무와 비슷한 향	시더우드, 샌들우드

2) 향의 성격

향은 무척 다양한 느낌들이 있는데, 그 성격에 따라 다음과 같이 분류할 수 있다.

성격	특징
균형 잡힘(balanced)	골고루 화합이 잘 되는 향
확산성(diffusive)	제라늄, 일랑일랑 같은 오일
건조(dry)	파출리처럼 메마른 느낌을 주는 향
평범(flat)	특징이 없고 평범한 향
신선함(fresh)	감귤 향
거침(harsh)	시트로넬라, 레드타임 같은 와일드한 향
무거움(heavy)	재스민, 일랑일랑
가벼움(light)	질이 높은 오일로 네롤리, 프랑스산 라벤더
곰팡내(musty)	베티버
풍부함(rich)	일랑일랑, 로즈, 클로브 버드
날카로움(sharp)	레몬, 카제풋
달콤함(sweet)	로즈, 아니시드처럼 부드럽고 섬세한 향
매끄러움(smooth)	부드러운 발삼 향으로 샌들우드, 시더우드
따뜻함(warm)	진저, 블랙페퍼, 재스민, 로즈 같은 스파이시 계통

3) 에센셜 오일 향의 강도

오일을 블렌딩할 때는 자신에게 잘 맞는 향을 선택하는 것이 중요하다. 향기를 혼합하여 원하는 오일로 만들기 위해서는 각 향기의 강도를 측정하여 구별할 필요가 있다. 다음은 각 에센셜 오일이 갖고 있는 향기의 강도를 알기 쉽게 숫자로 구분한 것으로 숫자가 높을수록 향기가 강하다.

효능별 아로마 에센셜 오일

너트메그	7	네롤리	5	라벤더	5
레몬	5	레몬그래스	6	로즈(앱설루트)	7
로즈(오토)	7	로즈메리	6	로즈우드	5
만다린	5	몰약	7	바질	7
버거못	5	블랙페퍼	7	샌들우드	7
스파이크 라벤더	6	시너먼	7	시더우드	6
시트로넬라	6	아니시드	7	안젤리카	9
오렌지 스위트	5	유칼립투스	8	주니퍼 베리	5
진저	7	클라리 세이지	5	클로브 버드	8
타임	7	파출리	7	패널	6
페티그레인	5	페퍼민트	7	프랑킨센스	7

그 밖에 오일의 순도가 무엇보다 중요하다. 한 방울의 오일을 손가락 위에 떨어뜨려 기름기가 느껴지면 식물성 오일과 혼합되어 있을 가능

성이 많은 것이며, 오일을 물에 떨어뜨렸을 때 물에 뜨지 않고 물과 잘 혼합되거나 물이 탁한 색으로 변하면 유화제가 섞인 화장용이나 공업용일 수 있다. 또한 알코올 냄새가 나면 에틸 알코올을 섞었다고 볼 수 있다.

9 에센셜 오일을 전달하는 매개체 캐리어 오일

아로마 에센셜 오일을 블렌딩해서 피부에 바르거나 마사지를 할 때는 반드시 희석해서 사용해야 한다. 이때 사용되는 식물성 오일을 캐리어 오일(carrier oil)이라고 하는데, 캐리어 오일은 콩류나 식물의 씨앗에서 추출한 오일이다.

향기요법에서 사용하는 캐리어 오일은 1차 냉각압축법으로 추출한 100% 천연 오일로 인체에 유익한 다량의 불포화지방산과 비타민, 미네랄 등의 영양 성분을 포함하고 있다. 그리고 진정 효과, 피부 연화 및 피부에 영양을 주어 불휘발성 향유(fixed oil)라고도 부른다.

캐리어 오일은 분자가 커서 피부에 쉽게 침투하지 못하는 대신 에센셜 오일을 전달하는 매개체 역할을 한다. 사실 피부로 스며드는 것은 캐리어 오일 그 자체가 아니라 오일 속에 포함된 영양분이다. 비타민 E나 필수지방산과 같은 영양 물질들은 분자 구조가 아주 작기 때문에 혈관 깊숙이 스며든다.

캐리어 오일의 종류로는 호호바, 아몬드, 윗점, 카놀라, 그레이프시드, 아보카도 등이 있으며 지성이나 건성 피부처럼 피부 상태에 따라 선택해서 사용한다. 캐리어 오일은 다양한 종류만큼이나 각각의 효능 또한 다양하다. 에센셜 오일과 섞을 때 각각의 캐리어 오일의 기능도 살펴가며 혼합하는 것이 중요하다.

블렌딩은 캐리어 오일에 3%의 에센셜 오일을 희석하는 것이 기본이며, 얼굴과 같은 얇고 연약한 피부에 사용할 때는 1%를 희석한다. 캐리어 오일 5ml는 100방울, 즉 1ml는 20방울을 의미한다(1테이블스푼은 15ml, 즉 300방울). 따라서 5ml의 캐리어 오일에 3방울의 에센셜 오일을 희석하면 3%가 된다.

이렇게 블렌딩한 오일은 보통 6개월에서 최대 1년까지 사용이 가능하다. 향기요법에서 사용하는 캐리어 오일은 다음과 같다.

캐리어 오일	특징
그레이프시드 (Grapeseed)	콜레스테롤이 없으며 유분이 가장 적은 캐리어 오일로, 대단히 가볍고 냄새가 없으며 피부에 쉽게 스며든다. 비타민, 미네랄이 풍부하고 수렴 효과가 있어 여드름이 많은 지성 피부에 사용하면 좋다.
보라지(Borage)	피부 세포 재생 효과가 뛰어난 GLA(γ-linoleic acid : 감마 리놀레산)이 많이 들어 있어 젊음을 유지시켜 준다. 폐경기 증후군, 심장병 치료에 탁월하다. 반드시 냉장 보관해야 한다.
아몬드(Almond)	가려움, 피부 건조, 염증성 질환에 효과적이다. 에센셜 오일의 침투력을 높여주기 때문에 일반적으로 많이 사용된다.
아보카도(Avocado)	비타민이 풍부하며, 피부 건조, 탈수 현상 완화, 습진성 피부에 효과적이다.

캐리어 오일	특징
아프리코트 커널 (Apricot kernel)	주름살 제거, 소염 작용, 건성 피부에 좋다.
올리브(Olive)	류머티즘, 모발 관리, 피부 진정 효과가 뛰어나다.
윗점(Wheatgerm)	비타민 A, B, E가 풍부해 항산화 효과가 있고 오일의 부패방지용으로 사용한다. 건성 피부나 알레르기성 피부에 효과적이며, 조직을 재생시키고 피부의 탄력을 높여준다. 무거운 오일이며, 강한 냄새가 난다. 캐리어 오일로 이용할 때는 소량 사용한다.
카놀라(Canola)	평지 씨에서 추출한 오일로 리놀레산이 많아 가볍고 침투력이 강해 부패와 악취를 막아준다. GLA가 풍부하며, 얼굴용 오일에 조금 섞어 쓰면 좋다. 대단히 불포화된 상태여서 쉽게 상하므로 냉장고에 보관해야 한다.
캐롯(Carrot)	피부 건조, 습진, 피부 재생 등에 효과가 있다.
헤이즐넛(Hazelnut)	피부 보습, 영양 보충 효과뿐 아니라 수렴 작용을 해 넓어진 모공을 수축시키는 데 좋다. 콜드크림, 마사지 오일, 베이비 오일, 립스틱 등을 만들 때 쓰인다.
호호바(Jojoba)	실제로는 왁스(wax)이며, 따라서 부패하지 않는다. 습진 개선, 여드름 치료 등에 사용되고, 때로는 땀구멍 등을 막지만, 피부에 영양을 주고 부드럽게 해 준다. 모발 관리에 가장 효과적이다.

10 플로랄 워터

플로랄 워터는 에센셜 오일을 증류 추출하는 과정에서 얻어지는 수용성 물질 히드로졸(hydrosol)을 일컫는 말로, 쉽게 말해 정유의 부산물이라 할 수 있다. 에센셜 오일의 특성을 그대로 갖고 있으며 방향 물질이 함유되어 있다. 진정, 소염, 수렴 작용을 하는 안전한 화장수로 주로 토너(toner)로 사용된다.

플로랄워터	특성
캐머마일 워터	염증이나 민감성 피부에 탁월한 효과를 보이는 캐머마일 워터는 아기들에게도 안심하고 사용할 수 있는 안정적인 워터이다. 햇빛에 그을린 피부를 진정시키고 코 점막의 증상을 완화시키기도 한다. 잠이 오지 않을 때 사용하면 숙면에 도움을 준다.
멜리사 워터	예민한 피부를 부드럽게 하는 작용이 뛰어나며 진정 효과가 높다.
로즈메리 워터	처지고 피곤하며 생기를 잃은 피부를 자극해 활성화시키며, 마른 버짐이나 가려움증 등 피부 트러블에 효과가 있다. 순환 개선, 수렴 작용 효과도 있다.
로즈 워터	진정 작용이 뛰어나고 지친 피부를 활성화시키며, 거칠고 건조한 피부에 영양과 수분을 공급해 매끄럽고 생기 있는 피부로 되돌려준다. 모든 피부 타입에 잘 맞고 수렴 효과가 뛰어나며 특히 염증성, 민감성 피부에 좋다. 눈이 아프거나 자극을 받았을 때 거즈에 로즈 워터를 떨어뜨려 눈꺼풀 위에 올려놓으면 증상이 호전된다.
라벤더 워터	라벤더 오일처럼 다양하게 사용되는 라벤더 워터는 모든 피부 타입에 다 사용할 수 있다. 피부 진정 효과가 뛰어나 햇빛에 그을린 피부나 면도 후 손상된 피부를 진정시키는 데도 탁월한 효과를 가지고 있으며 습진, 건선, 염증성 피부에도 도움을 준다. 심리적으로 불안한 상태를 진정시키는 데도 이용되며 호흡기 감염에도 효과가 있다.
네롤리 워터	건성 피부, 민감성 피부에 좋고 섬세한 향기가 안정감과 편안함을 가져다준다.

11 향기요법에 필요한 준비물

향기요법을 효과적으로 이용하기 위해서는 다음과 같은 것들을 먼저 준비해야 한다.

· 기본적인 오일 10가지 정도는 항상 보유하고 있는 게 좋다(라벤더, 로즈메리, 페퍼민트, 버거못, 레몬, 캐머마일 로먼, 티 트리, 샌들우드, 유칼립투스, 제라늄 등).
· 호호바나 로즈힙(rose hip)과 같은 캐리어 오일도 1병씩
· 오일을 보관하기 위한 빈병을 10ml, 50ml, 100ml 단위별로 각각 2병씩
· 오일을 섞기 위한 50ml 짜리 비커 3개
· 잘 섞이도록 저을 수 있는 유리막대 3개
· 날짜와 블렌딩한 오일의 이름을 적어 붙일 수 있는 견출지
· 향기요법용 목걸이, 램프, 양초 등

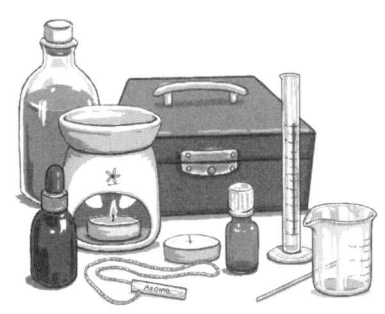

처방한 오일은 다음과 같은 사항들을 반드시 기록해 보관하는 것이 좋다.

- 준비한 아로마 에센셜 오일의 종류와 비율을 적는다.
- 준비하기 시작한 때와 끝난 때를 기록한다.
- 준비 과정, 진행 순서, 호전되는 상황 등을 기록한다.
- 만든 날짜, 사용 방법을 견출지에 적어 병에 붙인다.

12 향기요법에 활용되는 치료법

향기요법은 색깔이나 음악 같은 다른 요소와 결합이 잘 된다. 치료 목적에 맞지 않는 음악이나 불쾌한 소음, 어수선한 분위기에서는 아로마 에센셜 오일의 효과가 잘 나타나지 않을 수도 있다. 치료자는 되도록 환자에게 맞는 조화로운 공간 안에서 향기요법을 실시하도록 노력해야 한다.

치료법은 크게 마사지법, 흡입법, 목욕법, 습포법, 스팀법 등으로 나뉜다.

마사지법

마사지는 향기요법의 꽃이라고 할 정도로 가장 효과적인 방법이다. 제대로 된 마사지는 몸을 이완시키고 피로를 풀어주며 정신을 맑게 하는 데 효과적이다. 이때 아로마 에센셜 오일을 함께 사용하면 더 큰 효과를 기대할 수 있다. 마사지시 피부를 통과한 향유 성분은 장기에 영향을 주고, 휘발되는 향은 후각 신경을 통해 감정 상태에 영향을 미쳐 목욕법과 같은 효과를 나타낸다. 마사지를 받으면 오일은 서서히 피부에 스며들고 피부의 각 층을 통과하는데, 희석한 캐리어 오일로 인해 더 넓은 부위로 확산되면서 새로운 세포가 생성되고 노폐물이 배출되는 과정이 촉진되어 피부가 생명력을 갖게 된다. 에센셜 오일은 표피층을 통과하여 진피층의 모세혈관과 임파선을 통과한 후 몸 전체로 퍼지는데, 이렇게 몸에 흡수되는 데 약 20분 정도가 소요된다.

마사지할 때는 우선 마사지하는 사람이나 받는 사람 모두 편안한 기분을 느끼는 것이 좋다. 특히 마사지 시술자는 심호흡을 크게 하여 긴장을 풀고 손끝 하나하나에 사랑과 정성을 담는 것이 중요하다. 오일을 손바닥에 묻혀 마사지하는데 그 양은 1/2티스푼 정도가 좋다. 이때 사용하는 에센셜 오일은 반드시 캐리어 오일로 희석해서 사용한다.

캐리어 오일 중 아몬드 오일은 에센셜 오일의 침투력을 높여주기 때문에 피부 마사지에 가장 많이 사용된다. 호호바는 액체성 왁스로 피부를 윤기 있고 부드럽게 해주며, 윗점 오일을 10% 정도 혼합하면 마사지 오일이 산화되는 것도 방지해 준다. 에센셜 오일 10~20방울에 캐리어 오일 50ml를 혼합하면 1~2% 정도 희석이 되는데, 이렇게 해서 얼굴 마사지를 하면 감정, 마음, 신경을 골고루 안정시키는 효과가 있다. 특히 에센셜 오일 30방울과 캐리어 오일 50ml를 혼합하여 3% 정도로 희석해 전신 마사지를 하면 내부 장기에 대한 치료 효과를 볼 수 있다.

1) 마사지 순서

마사지에 들어가기 전에 먼저 전체적인 분위기를 살펴본다. 만약에 공기가 탁하다면 환기를 시키고 너무 덥거나 춥지 않게 온도를 조절해 준다. 커튼이 있다면 커튼을 쳐 실내를 아늑하게 한 상태에서 마사지를 실시한다.

① 방안의 분위기를 따뜻하게 만든다. 간접조명이나 음악 등을 활용하면 효과적이다.

② 마사지를 실시할 침대가 일반 침대일 경우에는 수건을 여러 장 깔아 몸이 배기지 않게 해 준다.

③ 마사지할 오일과 오목한 그릇(또는 작은 잔), 크기가 다른 수건을 여러 장 준비한다.

④ 마사지 받을 사람이 침대에 누우면 입고 있던 가운을 벗기고 큰 수건으로 몸을 덮어 준다.

⑤ 마사지는 심장에서 먼 곳에서부터 시작한다.

⑥ 마사지가 끝나면 대상자가 충분히 휴식을 취할 수 있게 하고, 마사지 시술자는 손을 깨끗이 씻고 허브 차를 준비한다.

⑦ 마사지 받은 사람은 오일이 몸에 충분히 흡수될 수 있도록 하루 정도 지난 후 목욕이나 샤워를 하는 게 좋다.

2) 마사지 동작

① 쓰다듬기(effleurage)

준비된 오일을 피부에 처음 바를 때나 동작과 동작을 연결할 때 쓰는 기본적인 방법이다. 손바닥에 오일을 충분히 묻힌 후 양손을 비벼서 오일과 손바닥을 따뜻하게 한 후 신체의 끝 부분에서 심장 쪽으로 미끄러지듯 이동한다.

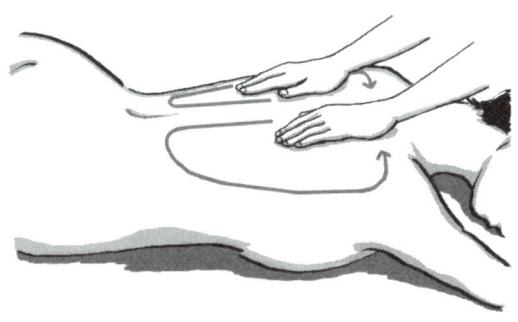

② 주무르기(kneading)

두 손을 몸에 올리고 근육을 쥐듯이 잡아 올리며 중심부를 향해 미끄러지듯 상호교환하며 주무른다. 즉 오른손과 왼손을 반죽하듯이 교차하여 주무르는 방식이다.

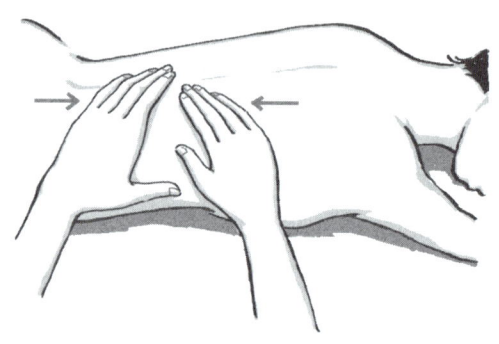

③ 마찰하기(friction)

　　양쪽 엄지손가락으로 중심을 잡고 나머지 손가락으로 반회전 운동을 한다.

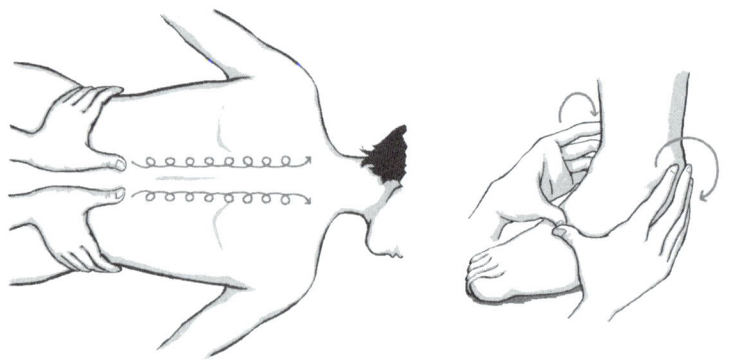

④ 압박하기(compression)

　　손가락이나 손바닥을 이용해 신체부위를 지긋이 눌러 주는 방법이다.

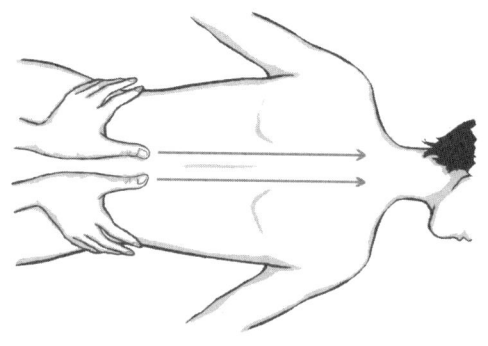

⑤ 진동법(vibration)

신체를 부분적으로 흔들어 조직에 진동 자극을 주는 방법이다.

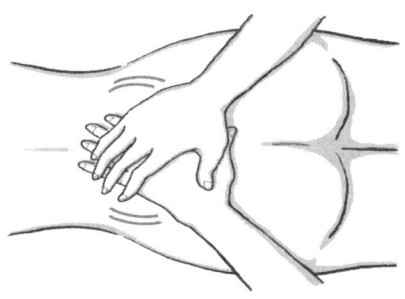

그 밖의 마사지 동작으로는 잡아당기기, 문지르기, 원그리기, 누르기, 미끄러지기, 돌리기 등이 있다. 잡아당기기(pulling)는 근육을 끌어당겨 주는 동작으로 등과 배를 마사지할 때 주로 이용되고, 문지르

기(rubbing)는 양손을 지그시 모아 부채 모양으로 근육을 비벼 주는 방법으로, 이때 손가락은 붙이지 않는다. 원그리기(rounding)는 척추를 따라서 양손으로 원을 그리며 아래에서 위로 진행하는 마사지법이고, 누르기는 척추를 따라 양쪽 엄지손가락을 이용해 지그시 눌러주며 아래에서 위로 실시하는 마사지법이다. 미끄러지기는 쓰다듬기와 비슷하지만 쓰다듬으면서 동시에 미끄러지는 동작이다. 돌리기는 손바닥을 펼친 채 머리 전체를 가볍게 돌려가며 문질러 주는 방법, 스트레칭은 비스킷 쪼개듯이 펴 주는 동작이다.

3) 부분별 마사지법

① 등 : 쓰다듬기, 잡아당기기, 문지르기, 주무르기, 원그리기, 누르기, 문지르기, 쓰다듬기

② 다리 뒤쪽 : 부드럽게 쓰다듬기, 주무르기, 문지르기, 미끄러지듯 올라가기, 부드럽게 쓰다듬기

— 한쪽 다리씩 번갈아 실시하며, 시행하지 않는 다리는 수건으로 덮어 준다.

— 양쪽이 다 끝나면 발끝을 지그시 잡아 준다.

③ 다리 앞쪽 : 미끄러지기, 쥐어짜기, 주무르기, 원그리기, 미끄러지기

④ 발 : 쓰다듬기, 문지르기, 원그리기, 누르기, 압박하기, 스트레칭, 모으기

⑤ 팔 : 미끄러지기, 문지르기, 주무르기, 쓰다듬기, 원그리기, 누

르기, 압박하기, 스트레칭, 쓰다듬기

⑥ 배 : 쓰다듬기, 잡아당기기, 원그리기, 쓰다듬기, 문지르기

⑦ 목 : 누르기, 스트레칭, 쓰다듬기, 원그리기

⑧ 얼굴, 머리 : 쓰다듬기, 돌리기, 누르기, 원그리기, 쥐어짜기, 원 그리기, 쓰다듬기

⑨ 마무리 : 시행자는 마사지 받는 사람의 얼굴에 손바닥을 올리고 기마 자세를 취한다. 손바닥을 쭉펴고, 누워 있는 사람의 몸에 붙 이지 않은 채 몸 전체에 기를 전달해 준다.

4) 혼자서 마사지할 때

손에 오일을 충분히 바른 후 해당 부위를 부드럽게 문지르듯이 마사 지한다. 손바닥이나 손을 자유롭게 움직여 닿을 수 있는 부위(손, 발 등 의 앞부분)라면 손가락의 힘을 활용할 수도 있다.

5) 마사지를 해서는 안 되는 경우

아래와 같은 경우에는 반드시 전문가와 상담 후 전문가에 의해 실시 하도록 한다.

· 염증상태, 정맥류, 혈전증, 정맥염 등

· 심한 부상을 당했을 때

· 피부의 감염증, 심한 염증

· 전염성 질환이나 열이 높을 때

· 암과 같은 심각한 질환이 있을 때

- 심한 천식이나 고혈압, 간질 상태
- 수술 받은 지 얼마 안 된 환자
- 심장병 환자나 임산부

흡입법

코로 향을 들이마심으로써 효과를 얻는 흡입법은 가장 편하고 쉽게 할 수 있는 방법이다. 흡입법은 호흡기 감염, 부비강염, 천식, 감기, 기침, 두통, 편두통 등에 특히 효과적이며, 흡수된 오일 입자는 대부분 즉시 증상을 완화시킨다. 흡입은 몸 전체는 물론 정신이나 감정 등에 영향을 주며 바이러스의 성장을 막고 박테리아를 제거시키며, 통증을 없애고 진정, 거담 작용을 한다.

흡입법에는 증기를 이용한 증기 흡입법과 때와 장소를 가리지 않고 할 수 있는 건조 흡입법이 있다. 증기 흡입법은 끓인 물에 오일을 떨어뜨려 향이 잘 증발되도록 하여 코로 들이마시는 방법으로, 2l 이하의 더운물에 에센셜 오일을 최대 15방울까지, 보통은 6~10방울을 혼합해 넓은 그릇에 담아 얇은 망사로 덮고 흡입한다. 뜨거운 증기에 화상을 입을 수 있으므로 얼굴을 너무 가까이 대지 않도록 하며, 눈을 감고 코로 들이마신다. 흡입은 적어도 10분 정도는 해야 효과가 있다.

에센셜 오일을 손수건이나 거즈에 2~3방울 묻혀서 코로 흡입하는 것이 건조 흡입법인데, 베개 밑이나 상위 주머니 또는 가방 등에 넣고 다니며 사용할 수 있어 차 안이나 직장 등에서 쉽고 간편하게 이용할 수 있는 장점이 있다. 이 방법은 공공 장소에서 생기기 쉬운 감염증을 예방해주며 비행기 멀미, 두통, 콧속 충혈, 코막힘 등에 좋은 효과가 있다.

실내에 은은한 향기를 풍기는 아로마 램프확산법, 목걸이를 이용하는 방법, 가습기를 이용하는 방법도 흡입법의 하나이다. 사용 방법은 다음과 같다.

1) 램프확산법

① 아로마테라피용 램프, 초, 따뜻한 물, 오일을 준비한다.

② 램프 접시에 따뜻한 물을 2/3 채운 후 램프 전용 양초를 켜놓는다.

③ 증상 또는 용도에 따라 블렌딩된 오일을 4~6방울 정도 떨군다.

④ 이때 사용되는 양초는 3~4시간쯤 사용할 수 있는 것으로, 보통 1~2시간 피운 후 양초를 끈다. 남은 양초는 다음에 다시 사용할 수 있다.

⑤ 양초가 타면서 아로마 용액이 서서히 증발하게 되는데, 끓거나 너무 뜨거우면 오일의 치료 효과가 줄어든다.

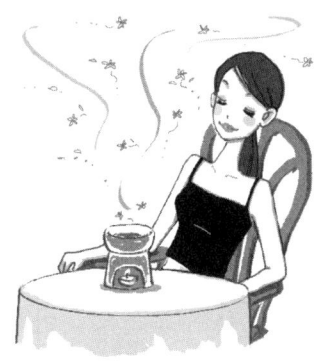

2) 목걸이를 이용한 방법

① 아로마테라피용 목걸이와 오일, 화장지를 준비한다.

② 아로마 목걸이 안에 들어 있는 오일 보관용 병에 오일을 넣는다.

③ 뚜껑을 닫고 휴지로 주변에 묻은 오일을 정리한 후 목걸이에 넣는다.

④ 한번 목걸이에 넣는 양은 7일 정도의 분량으로 하는 게 적당하다.

3) 가습기를 이용한 방법

① 가습기와 오일을 준비한다.

② 가습기에 원하는 오일을 4방울 정도 떨군다.

③ 가습기는 다음날 아침에 깨끗하게 청소를 해야 하는 불편함이 있지만 유행성 감기나 불면증에 아주 효과적으로 사용할 수 있는 방법이다.

목욕법

목욕법은 가정에서 가장 효과적으로 응용할 수 있는 치료법으로, 욕조 가득 물을 받은 후 증세에 따라 아로마 에센셜 오일 10~20방울을 떨어뜨려 잘 섞은 후 15~20분 정도 온몸을 담그는 것이다. 욕조 가득 피어오르는 향을 즐기며 목욕을 하면 피로가 풀리고 굳어 있던 근육과 신경도 부드러워진다.

이러한 목욕법은 전신을 담그는 전신욕, 하반신만 담그는 반신욕, 좌욕, 족욕, 아로마 사우나, 스파 등이 있다. 이렇게 구분하는 것은 치

료하고자 하는 부위와 목적에 따라 각각의 방법을 달리 해야 하기 때문
이다. 그러므로 목욕법을 실행할 때는 자신의 건강 상태를 체크한 후
적절한 방법을 선택해야 한다.

1) 전신욕

향기요법 중 그 효과를 극대화하면서 즐길 수 있는 것이 바로 전신
욕이다. 욕조의 더운물에 오일을 떨어뜨린 후 물과 오일이 잘 섞이도록
한 다음 15~20분 정도 욕조에 몸을 담그고 있는 방법이다. 욕조에 있
는 동안에는 손을 이용해 물과 오일이 잘 섞이도록 계속 저으면서 몸
전체를 마사지하듯 문질러 준다.

목욕이 끝나면 욕조에서 나와 마른 수건으로 몸을 닦아 주는데, 이
때 바로 샤워를 하면 안 되고, 하루 정도 숙면을 취한 다음날 아침에
가볍게 샤워하는 것이 좋다.

주의할 점은 비어 있는 욕조나 흐르는 물에는 절대로 오일을 떨어뜨
리지 말아야 한다. 그것은 목욕법을 실시하기 전에 미리 오일 성분이
증발될 수 있기 때문이다.

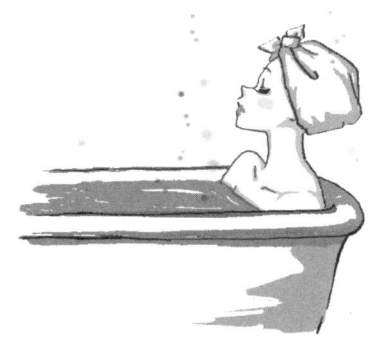

2) 족욕

발은 신체의 모든 장기가 모여 있다고 할 수 있는 인체의 축소판이다. 반사요법의 원리에 의해 모든 내부 장기가 발바닥에 연결되어 있으므로 발바닥을 마사지하거나 목욕하면 효과를 극대화시킬 수 있다. 발을 잘 관리하면 두통, 편두통, 생리통, 감기, 피로감, 발 통증 등에 다양한 효과를 거둘 수 있다.

자신의 건강 상태에 맞는 아로마 에센셜 오일 5~6방울을 따뜻한 물에 첨가해 10~15분 정도 발을 담그고 있으면 질병뿐 아니라 발의 피로도 풀 수 있다.

3) 좌욕

엉덩이는 남녀를 불문하고 위생이나 건강 면에서 특별한 관리가 필요한 신체 부위이다. 좌욕은 전신욕을 하기 어려울 경우 따뜻한 물에 에센셜 오일 5~6방울을 떨어뜨려 엉덩이 부분만 담그고 있는 방법으로, 5~10분 정도 실시한다.

좌욕은 치질, 성기능 장애, 불감증, 성기에 헤르페스(herpes：급성 바이러스성 피부 질환)가 생긴 경우, 생리통, 생리불순, 불임증, 외음부 가려움증이나 냉증, 박테리아나 곰팡이 감염증 등이 있을 때 실시하면 좋다. 특히 뒷물을 할 때 아로마 에센셜 오일을 넣어 좌욕을 하면 화학 약품이나 식초 등으로 하는 것보다 자극이 없고 에센셜 오일이 가지고 있는 효과까지 볼 수 있다.

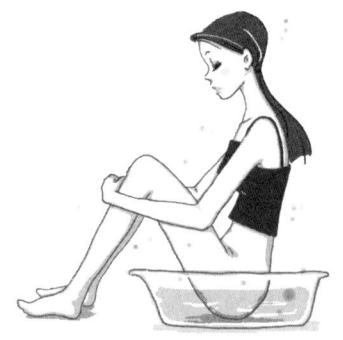

습포법

습포법은 전신 마사지가 여의치 않을 때 신체의 각 부위별로 찜질을 해 주는 것을 말한다. 통증이 있는 부위를 집중적으로 찜질하는 방법으로 피곤함을 없애고, 혈액순환을 개선해 주며, 통증 완화, 울혈 제거, 염증 개선 등에 효과적이다. 더운 습포는 근육통, 신경통, 종기, 부스럼, 귀통증, 생리통 같은 만성통증에 좋고, 찬 습포는 편두통, 두통, 열날 때, 뼈에 부상이 있거나 인대가 손상되는 등의 급성 질환에 좋다. 습포법은 한번에 최소한 30분~1시간 정도 해야 효과를 볼 수 있다.

얼굴 수건 한 장 정도를 푹 적실 수 있는 양(약 1ℓ)의 따뜻한 물, 또는 차가운 물에 에센셜 오일 5~10방울을 떨어뜨린 후 잘 섞는다. 그 물에 깨끗한 수건을 적셔 적당히 짠 후 통증 부위에 찜질을 한다.

① 무릎 : 무릎과 같이 한번에 밀착이 잘 되지 않는 부위는 수건을 대고 랩으로 감아 고정시킨다.

② 두통이 있을 때는: 이마가 아닌 목 뒤에 찜질을 하는 것이 더 효과적이다.

③ 눈의 피로: 오일을 희석한 물에 적신 솜을 눈 위에 최소 10분 정도 덮어 놓으면 결막염에 걸렸거나 눈이 피로할 때 효과적이다. 단, 이때 아로마 에센셜 오일이 눈에 들어가지 않도록 주의해야 한다.

스팀법

스팀법의 전문용어는 페이셜 스팀법, 즉 얼굴에 아로마 증기를 쏘여 얼굴의 미용을 돕는 방법이다. 원리는 증기 흡입법과 흡사한데, 코로 흡입하는 대신 얼굴에 아로마 증기를 쏘여 피부로 흡수하기 위한 목적으로 실시하는 것이다.

먼저 큰 대야에 뜨거운 물 600ml 정도를 붓고 아로마 에센셜 오일 5~8방울을 첨가한다. 머리카락이 피부에 닿지 않도록 잘 정돈한 후 목

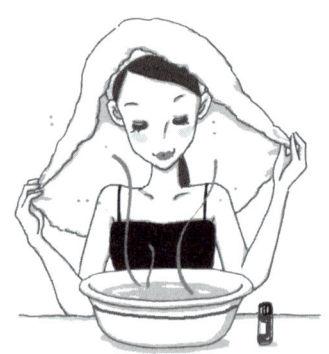

욕 수건 등을 이용해 김이 밖으로 빠져나가지 못하도록 하고 증기를 쐰다. 너무 뜨겁지 않게 거리를 조절하고 눈을 감은 상태에서 5~8분간 실시한다.

증기를 쐬고 난 후에는 얼굴 전체를 깨끗하게 씻는데, 먼저 미지근한 물로 노폐물을 제거한 후 찬물로 마무리를 해 피부가 수축되도록 한다.

스팀법은 혈액순환 촉진, 피부 수분 공급, 노폐물 제거뿐 아니라 신진대사, 발한 작용, 딥클렌징 효과까지 있어 피부에 더할 나위 없이 좋다. 특히 피부 상태가 지성이거나 여드름이 많은 경우에는 주니퍼 베리, 레몬, 사이프러스 등을 이용하면 효과를 볼 수 있다.

13 향기요법을 실행할 때 주의해야 할 사항

① 희석하지 않은 상태에서 원액 그대로 피부에 사용하지 않는다.

단, 라벤더와 티 트리는 화상, 벌레 물린 데, 여드름, 피부 발진에 소량 사용하면 치료 효과를 볼 수 있는데, 심한 민감성 피부가 아닌 경우에 한해서이다.

② 사용하기 전에 미리 테스트를 한다.

합성 향에 민감한 사람도 순수 오일에는 괜찮을 수 있고, 캐머마일 차에 민감한 사람이라도 오일에는 괜찮을 수 있다. 의심이 될 경우에는 캐리어 오일에 2% 희석한 오일로 목 뒤나 팔 안쪽에 피부 알레르기 테스트를 해 본다. 24시간 뒤 피부가 붉어지거나 가려우면 더 희석해서 사용하거나 다른 오일로 대체한다.

③ 감광성(感光性)에 주의한다.

감귤류 오일은 색소 침착의 우려가 있다. 감광성에 가장 주의해야 하는 오일은 버거못이고 그 다음으로는 라임, 오렌지 스위트, 레몬, 그레이프프루트 순이다. 감광성 오일은 주로 밤에 사용하고, 자외선 노출은 사용 후 6시간 이상 지난 후가 바람직하다.

④ 용량을 정확하게 지켜야 한다.

지나치면 피부염, 두통, 메스꺼움 등과 감정 변화 같은 심리적 현상이 나타날 수도 있다.

⑤ 모든 아로마 에센셜 오일은 피부와 점막을 자극할 수 있으므로 주의해야 한다.

⑥ 임산부나 고혈압, 간질 환자에게는 금지된 특정한 에센셜 오일을 사용하지 않는다.

임신 초기 3개월간은 유산의 우려가 있으므로 주의해야 하고, 사용하더라도 2배 이상 연하게 희석하여 사용한다. 임신중에 사용해도 좋은 오일(3개월 이후)은 로즈, 네롤리, 라벤더, 일랑일랑, 캐머마일 로먼, 재스민, 제라늄, 프랑킨센스, 그레이프프루트, 버거못, 레몬, 코리앤더, 블랙페퍼, 진저 등이다.

⑦ 어린이에게 사용할 때는 특별히 주의한다.

3개월 미만의 어린아이에게는 에센셜 오일 사용을 금해야 하며, 3개월부터 만 7세까지는 어른의 1/4로 희석하여 사용하고, 만 7세부터 16세까지는 어른의 1/3~1/2로 희석해 사용하도록 한다.

또 유아, 12세 이하의 어린이, 노약자는 캐리어 오일의 1% 미만으로 희석한다. 어린이에게 사용해도 좋은 오일은 라벤더, 프랑킨센스, 네롤리, 페티그레인, 캐머마일 로먼 등이다.

⑧ 오일을 다양하게 사용한다.

짧게는 3주, 길게는 3개월 이상 같은 오일을 사용하지 않는다. 2주~3개월마다 현재 사용하고 있는 것과는 다른 오일들로 블렌딩한 오일로 바꾸고, 여의치 않으면 1주일 이상 휴지기를 갖는다. 이는 간이나 신장에 독성이 축적되는 것을 막기 위해서이다.

⑨ 오일은 반드시 차광병에 보관한다.

투명한 용기보다는 갈색 유리병을 사용하고, 직사광선이나 창가 등을 피해 시원한 곳에 보관한다. 열이나 빛에 의해 상할 수도 있기 때문이다.

⑩ 보관시에는 반드시 뚜껑을 닫아놓아야 한다.

오일은 휘발성이 강해 사용 후 향이 날아가 버릴 수 있다. 특히 혼합해 놓은 오일일수록 반드시 밀폐해야 한다. 각각의 아로마 에센셜 오일이 가지고 있는 휘발성의 차이로 가벼운 입자부터 날아가기 시작해 오일의 구성 성분이 달라질 수 있기 때문이다.

⑪ 시중에서 판매하는 베이비 오일과 함께 사용하지 않는다.

시중에서 판매하는 베이비 오일과 같은 미네랄 오일은 화학적으로 처리되어 분자량이 크기 때문에 피부를 통과하지 못하며, 아로마 에센셜 오일의 작용을 방해한다.

이 같은 몇 가지 주의 사항만 정확히 지켜진다면 아로마 에센셜 오일은 수년간 사용해도 무방하다. 단, 열매에서 추출한 감귤류 아로마 에센셜 오일(버거못, 레몬, 오렌지 스위트 등)은 보존 기간이 짧은데, 이는 휘발 속도가 빠르기 때문이다. 감귤 향이라도 개봉하지 않고 보관을 잘 한다면 대개 1~2년 정도 보존 기간이 지속된다.

3

아로마 에센셜 오일 사전

그레이프프루트 *Grapefruit*

학명	Citrus paradisi
원산지	대부분 미국
추출 부위	껍질
휘발성	상향
향기	달콤함, 날카로움, 산뜻한 향
성분	limonene, nonaral, decanal, neral, citronellal
특성	위담즙 분비를 촉진하고 지방 분해 효과가 뛰어나 비만증 환자에게 좋고, 항우울, 방부, 이뇨, 살균, 자극, 강장 작용 및 소화 촉진, 용해제 등의 효과가 있다.
적용	·정 서 : 스트레스 해소, 우울증 제거, 중추신경 균형 유지, 기분 장애 조절, 흥분제 역할을 함 ·소화기 : 부종 제거, 비만과 체액정체에 효과적, 신장과 혈관계 외 정화 효과 때문에 약물 중독증에 사용 ·순환기 : 림프액 분비, 담석을 녹이는 작용, 간기능 강화 ·기 타 : 생리전 증후군, 편두통 치료
주의점	사용 후 강한 햇빛에 노출하면 피부 자극이 있을 수 있다.

네롤리 *Neroli*

학명	Citrus aurantium
원산지	인도네시아, 중국
추출 부위	꽃봉오리
휘발성	중향
향기	달콤하고 톡 쏘는 향
성분	terpineol, pinene, limonene, linalool, linalyl acetate
특성	설사, 치질, 소화, 고혈압, 가슴 두근거림, 살균 등에 효과가 탁월하고, 긴장을 완화시키는 힘이 강해 정신과적 측면에서 특히 강조된다.
적용	·정　서 : 우울증, 쇼크, 정신적 혼란, 신경성 통증, 불안, 공포, 자신감 결여, 히스테리, 불면증, 두통, 현기증 등에 효과적이라 자주 흥분하는 사람에게 사용 ·피　부 : 노화된 피부, 귤껍질 같은 피부, 건성 피부에 효과적, 세포 재생 효과가 있어 피부 신축성 증가, 화장수로 많이 사용 ·기　타 : 최음 효과
주의점	시험 전의 가슴 두근거림, 무대공포증 등 긴장을 완화시키는 힘이 강하지만, 정신 집중만을 목적으로 할 때는 사용을 금한다.

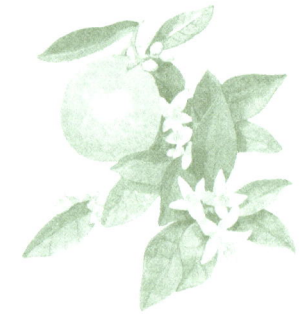

니아울리 *Niaouli*

학명	Melaeuca Viridiflora
원산지	마다가스카르
추출 부위	잎, 가지
휘발성	중향
향기	신선하고 달콤한 향기
성분	cineol, terpineol, pinene, limonene, valeric ester, citrene
특성	피부 조직을 팽팽하게 하는 작용을 한다.
적용	·몸에 활력을 주는 작용이 있어 독감 등에 잘 듣고 신체의 방어 체계를 강화함 ·뇌하수체나 난소에 작용해 내분비계 강장 효과가 있음 ·뛰어난 거담 작용, 알레르기와 천식 완화 및 치질 치료에 효과적
주의점	피부에는 국부적으로 사용하고, 10세 미만의 어린이와 임산부는 주의해서 사용해야 한다.

라벤더 *Lavender*

학명	Lavandula angustifolia
원산지	프랑스, 스페인, 고산지대
추출 부위	꽃봉오리
휘발성	중향
향기	독성이 없고 풍부한 꽃향, 깨끗함, 진정 완화 향
성분	linalyl acetate, linalool, geraniol, ocimene, caryophyllene
특성	모든 피부 타입에 맞는 오일로 몸과 마음의 조화로 건강을 유지하고 회복 기능을 강화시킨다. 독성이 없고 진정 진통 정화 항경련 작용을 한다.
적용	·정　서 : 스트레스·불안·우울증 해소, 불면증·두통·편두통 치료
	·피　부 : 방부 효과, 항염증, 피부 재생 효과가 있어 여드름·피부염·종기·습진·햇빛에 그을린 데·벌레 물린 데·종기·무좀·단순·포진 등 치료, 세포 성장을 촉진해 화상과 튼선·마른버짐·상처·발진·피부 감염 등 치료 외 주름살 방지, 머릿니 제거 등의 효과
	·소화기 : 구취·입속 궤양·소화불량·가스·오심·위장염 해소
	·순환기 : 혈압강하, 가슴 두근거림과 체액정체 해소
	·호흡기 : 목 감염·인후염·천식·기관지염·부비동염·감기·백일해 치료
	·부인과 : 냉증·생리통에 효과, 생리 주기 조절 및 폐경기 증후군 완화
	·비뇨기 : 방광염 치료, 이뇨 작용
	·근육계 : 근육통·류머티즘 치료
	·기　타 : 해충 제거, 간질, 신경쇠약, 실신 치료
주의점	저혈압인 사람이 사용하면 감각이 조금 둔화되면서 졸음이 오기도 한다. 통경제(通經劑) 작용을 하므로 임신 초기에는 사용하지 않는다.

레몬 _Lemon_

학명	Citrus limon
원산지	브라질, 캘리포니아, 지중해 연안, 아르헨티나
추출 부위	과일의 껍질
휘발성	상향
향기	시원한 느낌, 신선한 과일 향
성분	linalool, citronellal, limonene, pinene, phellandrene
특성	살균, 살충, 소독, 수렴, 지혈, 혈압강하, 해열 작용, 강장, 건위, 구충, 구풍, 반흔 치료, 이뇨, 제산, 정혈, 피부 연화, 항경화, 항괴혈병, 항류머티즘, 항신경통, 혈당치 저하, 항산화, 미네랄 흡수 촉진 등의 작용을 하며, 특히 세정 효과가 뛰어나고, 회복·진정 효과가 있다.
적용	· 정　서 : 상큼한 기분 유지
	· 피　부 : 지성 피부에 좋으며 각질 제거, 모발 세정, 티눈·사마귀에 효과, 멍든 피부 치료, 염증성 피부 질환과 단순포진의 고통 완화
	· 소화기 : 췌액 분비, 신체 정화 작용, 변비 해소와 섬유질 분해
	· 순환기 : 강력한 강장제·강심제 효과, 부종 해소, 빈혈 치료
	· 성인병 : 비만 해소, 당뇨 치료
	· 면역계 : 외상 출혈에 대한 지혈 효과, 인후통·기침·감기·독감 치료, 해열 작용
	· 기　타 : 두통·편두통 치료, 류머티즘성관절염의 통증 완하
주의점	민감성 피부에 자극을 준다.

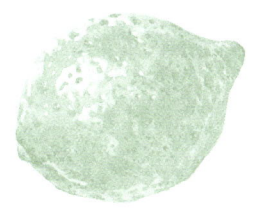

레몬그래스 *Lemongrass*

학명	Cymbopogon citratus
원산지	인도, 중앙아메리카, 브라질
추출 부위	꽃이 핀 후 시든 풀
휘발성	상향
향기	신선한 레몬 향
성분	citral, myrcene, dipentene, geraniol, linalool
특성	인도 약전에 해열제 및 콜레라, 감염증의 해독제로 쓰인 기록이 남아 있고, 구충·방충·방취·소화·방부·이뇨·항응고 효과, 근육 경련, 류머티즘, 두통 치료 등의 효과가 있다.
적용	·정 서 : 항우울 개선, 탈진시 에너지 충전 ·피 부 : 모공 축소, 여드름·무좀·마른버짐 치료, 소독, 탈취, 머릿니 제거, 옴 치료 ·소화기 : 소화불량·복통·헛배부름 등 해소, 위 기능 강화, 식욕부진·위장염 치료, 땀이나 눈물 등 분비샘 자극, 가스 제거, 위통 완화 등 소화기관 자극 ·순환기 : 젖산 제거, 순환 촉진 및 근육통에 큰 효과 ·기 타 : 살균 방취 효과, 가축의 질병 치료, 지나치게 기름진 모발 관리에 사용
주의점	피부가 예민하게 반응하므로 소량 사용하는 것이 좋다.

로즈 *Rose*

학명	Rosa damascena
원산지	소아시아, 불가리아, 모로코, 터키, 프랑스
추출 부위	꽃
휘발성	중향
향기	우아한 향
성분	citronnellol, geraniol, farnesol, nerol(alcohols), myrcene(terpene), methyl eugenol
특성	여성과 관련된 대부분의 증상이나 질병 치료에 효과적이다. 항우울 · 방부 · 통증 완화 · 최음 · 담즙 분비 · 이뇨 · 정화 · 완하(緩下) · 진정 · 강장 작용 및 염증 출혈 방지 효과가 있다.
적용	·정　서 : 감정 조절, 우울증 치료, 질투심 조절, 스트레스 제거, 긍정적 자아 기능 조장, 수면 장애 해소 ·피　부 : 모든 피부에 사용해도 좋으며 화상을 치료하고, 복합성 피부를 진정시킴 ·소화기 : 위장 및 간 기능 강화, 위통 · 변비 · 숙취 · 간 충혈 제거 ·순환기 : 심장 울혈 방지, 실핏줄 강화, 순환 촉진 ·호흡기 : 기침, 천식, 꽃가루 알레르기, 입과 인후 통증 치료 ·부인과 : 생리 장애, 생리전 증후군, 폐경기 장애 치료 ·비뇨기 : 비장 강화, 정자 증가, 성기능 촉진 ·기　타 : 오심 · 구토 · 황달 · 독소 제거, 염증, 모세혈관 확장증 치료
주의점	생리 조절 기능이 있으므로 임신중에는 사용을 금한다. 얼굴에 과다 사용시 자극이 있을 수 있다.

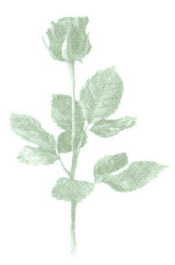

로즈메리 *Rosemary*

학명	Rosemarinus officinalis
원산지	지중해 연안, 이탈리아
추출 부위	꽃 윗부분
휘발성	중향
향기	캠퍼와 유사하며 톡 쏘는 향
성분	borneol, pinene, 1.8-cineole, camphene, camphor
특성	강력한 방부 작용과 자극 효과, 심신의 균형을 잡아주고 진통을 해소해 준다.
적용	· 정　서 : 청결한 느낌으로 기억력 자극, 두통·편두통·피로 해소
	· 피　부 : 피부 청결 유지, 강력한 수렴 효과, 부기를 가라앉힘
	· 소화기 : 소화불량·헛배부름·변비·장염·위장염·위통 해소
	· 순환기 : 순환 촉진, 림프 충혈 완화, 체액정체 해소 정맥류 치료, 심장 강화, 저혈압 치료, 간염·간경화증·담석증·황달 치료 및 강장 작용, 빈혈과 현기증에 효과
	· 성인병 : 비만 치료
	· 호흡기 : 기침·감기·만성 기관지염·천식 치료 등 폐기능 강화
	· 부인과 : 생리 주기 조절, 생리 중 체액정체 해소
	· 근육계 : 통풍·류머티즘·피곤한 근육 치료 효과
	· 기　타 : 활동력 강화, 중추신경계 활성화, 언어 능력·청취력·시력 회복, 진정 작용이 많지 않으면서 통증 관리 가능, 신경 자극, 비듬·탈모 방지
주의점	임신 초기 5개월 동안, 그리고 혈압이 높은 경우 사용을 피한다.
	간질 환자에게는 절대 사용을 금한다.

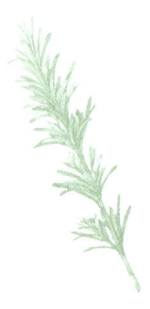

로즈우드 *Rosewood*

학명	Aniba rosaeodora
원산지	브라질
추출 부위	나무 토막
휘발성	중향
항기	달콤한 향. 나무와 장미 향
성분	linalool, cineol, citronellal, limonene, geraniol
특성	두통, 감기, 열, 감염증, 질염, 구토 등을 제거하고 세포를 재생하며, 주름 완화 효과 (lifting tonic)가 뛰어나다.
적용	·정 서 : 중추신경 진정 작용, 항우울 작용 및 기분을 고조시켜 건설적인 감정 작용을 촉진, 사용 후 평온해짐 ·피 부 : 세포 재생 효과가 있어 상처 치료에 좋고 건성 피부, 예민하거나 염증이 있는 피부에 효과 ·기 타 : 진통·항우울·최음·방부·살균·탈취 작용 및 해충·두통·질염·열·구토· 기침·목 감염증 치료. 만성적 면역기능 항진증 환자에게 좋음
주의점	비교적 독성이 없고 자극적이지 않은 오일이다.

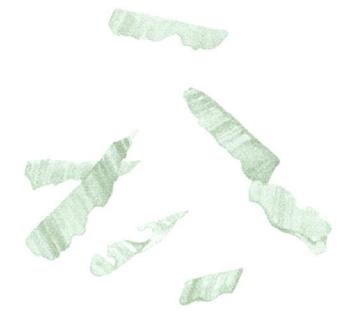

마조람 *Marjoram*

학명	Origanum majorana
원산지	스페인, 이집트, 북아프리카, 헝가리
추출 부위	잎
휘발성	중향
향기	달콤함, 진정 향
성분	sabinene, terpinene, linalool, geranyl acetate
특성	안정·진정 효과가 뛰어나 성욕 감퇴제 역할 외에도 안정제, 진통제, 혈압강하제, 동맥혈관 확장제 등으로 사용된다.
적용	·정 서 : 진정·안정 작용이 있어 히스테리·스트레스·고독·불안·불면증·상심 등의 감정을 조절하는 데 효과적, 활동 많은 사람에게 적격 ·피 부 : 타박상·화상·염증 치료 ·소화기 : 위·허파의 경련, 소화 장애, 가스·변비 치료 및 소화 작용 ·순환기 : 혈압강하제, 동맥혈관 확장제로 쓰임 ·호흡기 : 기침·감기·천식·독감·후두염·기관지염 치료 ·부인과 : 생리 정상화 및 성욕 감퇴제 역할을 함 ·기 타 : 편두통·관절염·류머티즘·통증 완화, 운동 후 사용하면 효과적
주의점	많은 양을 사용할 경우 졸음이 온다.

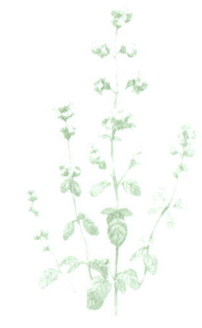

만다린 *Mandarin*

학명	Citrus reticulata
원산지	인도 동북부
추출 부위	열매의 껍질
휘발성	상향
향기	부드럽고 풍부하며, 자극적이지 않고 우아한 향
성분	limonene, geraniol, citral, citronellal
특성	민트계를 제외한 거의 모든 종류의 오일과 잘 섞인다.
적용	·정 서 : 흥분이나 자극을 진정시켜 주는 작용이 있어 마음을 안정시키고, 신경과민성 불면증, 우울증에 효과적. 아이들을 차분하게 해주고 조용한 수면을 유도 ·피 부 : 각 피부의 톤을 활력 있게 하고 세포를 건강하게 해 주는 역할 ·기 타 : 살균 및 강장 작용, 혈액순환 촉진
주의점	공기와 접촉하면 빠른 시간 내에 그 순도와 질이 저하되므로 개봉 후 6~8개월 이내에 사용하는 것이 좋다. 햇빛에 노출되면 피부를 자극하거나 검게 태우는 성질이 있다.

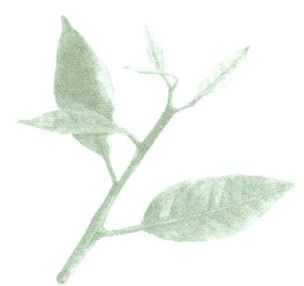

멜리사 *Mellisa*

학명	Melissa officinalis
원산지	프랑스, 남유럽
추출 부위	잎, 꽃
휘발성	중향
향기	달콤하고 부드러운 향, 레몬 향
성분	geranial, neral, caryophyllene oxide, linalool, cadinene
특성	강심, 강장, 건위, 구풍(위장관의 가스 제거), 발한, 소화 촉진, 자궁 강장, 통증 완화, 항신경 장애 작용, 항우울, 항염증, 항경련, 해열, 혈압강하 작용, 항알레르기, 면역 촉진 작용
적용	· 정　서 : 진정 효과가 있어 불안감 · 불면증 · 편두통 · 긴장 완화, 신경쇠약 · 정신적 피로 해소 및 항우울제로 사용 · 피　부 : 피부 진정 효과가 있고, 모든 종류의 피부에 생기는 염증과 종기 치료, 건성 피부에 알맞음 · 소화기 : 소화불량 해소 · 순환기 : 혈압강하, 빈혈 치료 · 호흡기 : 목 따가움과 목 쉼 해소
주의점	용량을 잘 지켜야 하며, 흡입하면 졸음이 오므로 일과가 끝난 후 짧은 시간 동안 사용한다. 임신 초기 5개월간은 피하는 것이 좋다.

몰약 *Myrrh*

학명	Commiphora myrrha
원산지	중동, 북아프리카, 리비아, 이란
추출 부위	나무의 진
휘발성	하향
향기	사향류의 향과 연기 냄새가 섞인 듯한 향
성분	pinene, elemens, limonene, curzeronone, methyl, butenal
특성	수렴 효과를 지닌 진정성 오일. 원기 회복 효과가 있으며 여러 타입의 피부에 적합하다.
적용	·정　서 : 감정 조절 효과가 있고 명상이나 기도할 때 사용
	·피　부 : 트거나 갈라진 피부·습진·타박상·염증·반흔·화농성 피부염·피부 괴사에 효과적, 피부 노화 방지, 무좀 치료
	·소화기 : 설사와 복통 해소
	·순환기 : 정맥류
	·부인과 : 생리 장애, 임신, 자궁출혈 치료
	·기　타 : 구취·잇몸 질환·기침 해소, 면역력 증진, 거담·살균·갑상선 비대증·칸디다(candida)병 치료
주의점	

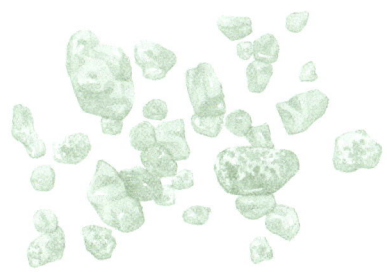

바질 *Basil*

학명	Ocimum basilicum
원산지	인도, 이집트, 코모로 섬
추출 부위	잎, 꽃
휘발성	상향
향기	달콤함, 싸한 민트 향
성분	linalool, methyl chavicol, eugenol, terpineol, cineole
특성	강장, 거담, 건위, 구충, 구풍, 살균, 소독, 진통, 최음, 통경, 항독, 항신경, 항우울, 해열 작용 및 두뇌를 명석하게 하는 작용을 한다.
적용	·정　서 : 정신적 피로·두통·편두통·불면증·우울증·긴장감·무력감·부정적 생각·히스테리를 치료하고, 뇌기능을 강화함
	·피　부 : 지성 피부에 사용, 급성 염증성 피부 질환 치유
	·소화기 : 오심·소화불량·위경련·장내 감염 치료
	·부인과 : 생리 장애 치료, 호르몬 조절
주의점	자극이 심해 과다 사용하면 마비를 일으킬 수 있으며 의식이 혼탁해진다. 임산부와 민감성 피부에는 사용을 금한다.

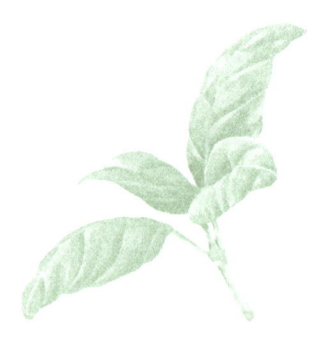

버거못 *Bergamot*

학명	Citrus bergamia
원산지	이탈리아, 아이보리코스트, 기니아
추출 부위	과일의 껍질
휘발성	상향
향기	가볍고 상쾌한 향, 우아하고 산뜻한 향
성분	linalool, linalyl acetate, bergapten, limonene, pinene
특성	다른 오일과 잘 혼합되는 성질이 있으며 피부 미용에 탁월한 효과가 있다.
	강신 · 강장 · 거담 · 건위 · 살충 · 소독 · 소화 촉진 · 탈취 · 해열 · 항우울 작용 외에 반흔 치료, 진통에 효과적이다.
적용	· 정 서 : 진정과 동시에 감정을 고양시켜 불안과 긴장에 탁월하고 노여움, 실망감을 완화시킴
	· 피 부 : 소독 효과가 있어 습진 · 마른버짐 · 여드름 · 옴 · 창상 · 포진 · 피부와 두피의 지루(脂漏) · 헤르페스 · 수두 · 대상포진에 효과적
	· 소화기 : 식욕부진 해소하고 소화 촉진, 헛배부름 · 위통 치료
	· 순환기 : 정맥류성 궤양 치료
	· 호흡기 : 호흡 곤란 · 편도선염 · 기관지염 · 폐결핵 등 호흡기 계통의 감염증 치료
	· 기 타 : 산통 치료, 장애조직 변질 방지제, 감염 억제제로 쓰임
주의점	감광성이 있으므로 민감한 피부에 사용을 금한다.

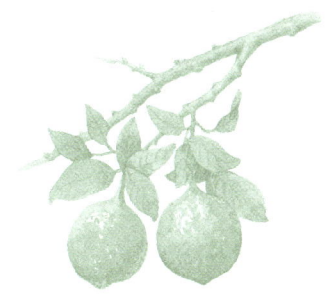

베티버 *Vetiver*

학명	Vetiveria zizanoides
원산지	지중해 연안 국가
추출 부위	뿌리
휘발성	하향
향기	깊고 따뜻한 향, 담배 냄새와 비슷한 나무 향, 곰팡내
성분	vetiverone, vetivene, vetiverol acetate, benzoic acid
특성	근육통과 삔 데 효과적이며, 폐충혈 완화, 혈액순환 촉진 및 방부 · 최음 · 신경안정 · 진정 · 강장 작용을 한다.
적용	· 정 서 : 기분을 상승시키고 진정시키는 작용을 해 공포와 스트레스, 긴장 완화 등 깊은 심리적 문제가 있을 때 사용, 심하게 열이 날 때 사용하면 심신을 식혀주고 불면증을 해소시킴 · 피 부 : 건성 피부 및 상처에 사용, 여드름 치료에 효과 · 신 체 : 중추신경계를 진정 · 기 타 : 오라(aura)를 강화시켜 질병 퇴치, 탈진 상태 호전, 산소 공급을 도와 적혈구를 증가시킴, 혈액순환을 촉진시켜 류머티즘성관절염 통증 제거, 생식기관 강장제로 쓰여 성관계시 긴장 완화
주의점	너무 강한 강도로 사용하지 않는다.

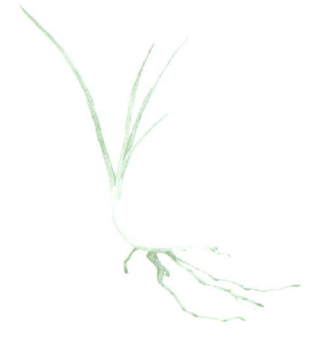

블랙페퍼 *Black pepper*

학명	Piper nigrum
원산지	마다가스카르
추출 부위	열매
휘발성	중향
향기	전형적인 페퍼 향
성분	pinene, camphene, limonene, thujene, myrcene
특성	흑후추에서 추출한 생동감 있는 향으로 각성 작용을 한다.
적용	·정서 : 몸을 따뜻하게 하고 활력을 증진시킴
	·진통 작용이 있어 치통, 근육통, 만성 기관지염 등에 효과
	·소화 촉진, 순환 촉진, 식욕 촉진 외에 최음·거담·방부·이뇨 ·해열 작용을 함
주의점	중증 신장 질환자는 사용을 금한다.
	민감한 피부에 자극을 주므로 낮은 농도로 적은 양을 사용한다.

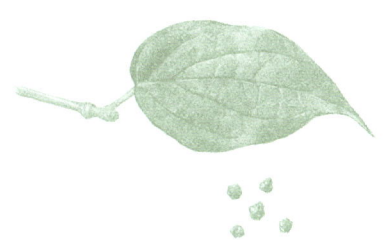

사이프러스 *Cypress*

학명	Cupressus sempervirens
원산지	프랑스, 스페인, 모로코
추출 부위	잎, 줄기
휘발성	중향
향기	날카롭고 자극적이며 소나무와 유사한 향
성분	pinene, terpinolene, borneol, cedrol, limonene
특성	어린이용 아로마 오일로 사용해도 좋다.
적용	·정　서 : 불면증 치료, 슬픔과 상실감 해소
	·피　부 : 지성 피부에 효과
	·소화기 : 지방 분해 효과, 설사 멈춤
	·순환기 : 혈액순환을 촉진하고, 저혈압, 정맥류, 치질, 인후염 치료
	·호흡기 : 경련성 기침 치료
	·기　타 : 피로 회복, 땀 분비 감소, 에너지 저하증 해소
주의점	생리 주기를 규칙적이게 하는 작용이 있으므로 임신중에는 사용을 금한다.
	정맥류에 효과가 탁월하나 보통의 마사지를 하기에는 너무 강하므로 사용시 주의한다.

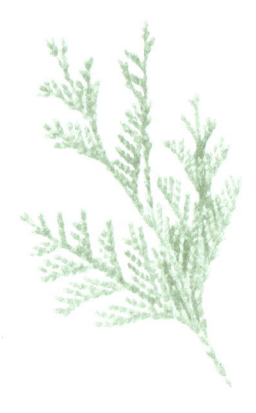

샌들우드 *Sandalwood*

학명	Santalum album
원산지	인도, 인도네시아, 중국
추출 부위	나무
휘발성	하향
향기	기분을 상쾌하게 하는 향
성분	santalol, santalene, cis-lanceol, farnesene
특성	풍부한 나무 냄새로 안정감을 주고 이완 작용을 하며, 폐와 비뇨기계에 방부 효과가 있다.
적용	·정　서 : 진정·이완 작용과 불안·긴장 해소 작용으로 과거로부터 마음을 자유롭게 함
	·피　부 : 균형 유지, 항염 작용, 건성 피부에 좋고, 노화 방지 및 주름살을 부드럽게 펴
	주는 효과, 마른 비듬·습진·햇빛에 탄 데·두드러기·발진·기저귀 습진·
	알레르기성 염증 치료
	·소화기 : 진정·통증 완화, 구토·복통·딸꾹질 해소, 설사·속쓰림·오심 치료 및 가
	스 제거, 이뇨 작용
	·순환기 : 진정·작용, 치질과 정맥류의 가려움증 치료, 아침 멀미 진정 효과
	·호흡기 : 방부 효과, 가슴 기침으로 인한 통증 해소 목감기·인후염·기관지염·천식
	·폐 염증 진정 효과, 면역기능 항진
	·부인과 : 호르몬 조절과 균형, 폐경기 증후군 완화, 질 세척 효과, 생식기 청결 효과
	·비뇨기 : 최음 작용 및 기저의 불안을 제거해 불감증 치료, 방광염 진정 효과
	·기　타 : 해열·소염·거담 작용, 연화제로 쓰임
주의점	세탁 후에도 옷에 냄새가 남아 있을 수 있다.
	최음 효과가 강하므로 사용에 주의하고, 우울증에는 삼가한다.

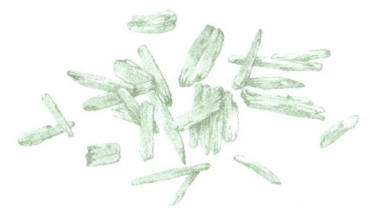

스피어민트 *Spearmint*

학명	Mentha spicata
원산지	프랑스
추출 부위	식물 전체
휘발성	상향
향기	달콤하고 상쾌하며 강한 향
성분	carvone, limonene, menthone, menthol, cineol
특성	페퍼민트보다 달콤하고 부드러우면서 다소 매운 느낌이 나지만, 순해서 어린이에게도 적합하다.
적용	·정　서 : 스트레스와 긴장 완화 ·호흡기 : 모든 종류의 호흡기 질환에 효과적 ·기　타 : 항염증, 점액 제거 작용
주의점	눈에 들어가면 강한 통증을 유발하므로 주의한다.

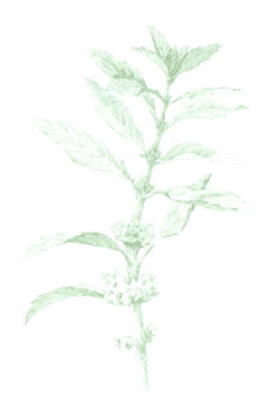

시너먼 *Cinnamon*

학명	Cinnamomum zeylanicum
원산지	실론, 인도, 중국
추출 부위	껍질(껍질에서 추출한 오일의 질이 더 좋다), 잎
휘발성	하향
향기	스파이시 향, 강렬한 향
성분	eugenol, cinnamaldehyde, eugenol acetate, linalool, safrol
특성	식품, 향기, 의약 산업 분야에서 사용되며 남성용 향수나 비누 성분으로 많이 이용된다. 중국 신농의 약전에 등록되어 있다.
적용	· 정　서 : 따뜻하고 기운을 돋우는 성질
	· 피　부 : 벌레 물린 데
	· 소화기 : 장내 감염 및 위통 완화, 이뇨 작용, 강장 작용, 항균 효과 등 소화기 질환 치료
	· 순환기 : 혈액순환을 촉진하고 추위로부터 빨리 회복시켜주며, 순환기 질환, 급성 열병, 노인병 등에 효과적
	· 호흡기 : 전염성 독감
	· 기　타 : 자연적인 벌레 퇴치, 항부패 작용 및 쇠약증, 발작, 경련, 성욕 부진 등에 효과가 있다.
주의점	알레르기 반응이 있을 수 있고, 많은 양을 사용할 경우 경련을 일으킬 수 있으므로 테스트 후 사용한다. 임산부는 사용을 금한다.

시더우드 *Cedarwood*

학명	Cedrus Atlantica(White)
원산지	모로코
추출 부위	삼나무
휘발성	하향
향기	그윽하고 상쾌한 향, 깊은 나무 향, 발삼 향
성분	cedrene, atlantol, atlantone, cubenol
특성	고대 이집트에서 시체용 방부제로 사용했던 기록처럼 방부·살균 작용이 뛰어나다. 다른 오일과 잘 혼합되어 향수의 고착제로 쓰인다.
적용	·정 서 : 불안·긴장 완화
	·피 부 : 진정·항염 효과가 있어 피부 궤양 치료, 모발 관리와 탈모·비듬 방지
	·비뇨기 : 방광염, 임질과 요도관 장애 치료
	·기 타 : 신경자극제, 거담제로 이용됨
주의점	고농도로 사용시 피부를 자극한다. 임신중인 여성은 사용을 피한다.

시트로넬라 *Citronella*

학명	Cymbopogon nardus
원산지	인도네시아
추출 부위	식물 전체
휘발성	상향
향기	가볍고 달콤한 레몬 향
성분	geraniol, citronellal, limonene, geranyl acetate, camphene
특성	곤충이 싫어하는 향으로 여름철에 실내 방향제로 이용하고, 야외에서 피부에 발라주면 모기의 공격을 피할 수 있다. 항경련·항염증 작용을 한다.
적용	· 정서 : 마음을 정화하고 고양시키는 효과, 우울증 해소, 신경안정제 역할 · 감기나 피로 회복, 두통·편두통·신경통에 효력 · 소화기계, 생식기계통에도 효력이 있어 병이 호전될 시기에 몸과 마음의 균형을 회복시켜주고, 특히 감염을 방지하는 특성이 있어 병실의 미생물을 차단하는 역할을 함 · 땀을 흘리고 피곤한 발에 사용하면 온몸의 원기를 회복시킴
주의점	피부 발진의 원인이 될 수 있다.

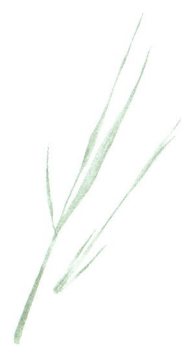

야로 *Yarrow*

학명	Achillea millefolium
원산지	프랑스
추출 부위	잎과 꽃
휘발성	중향
향기	다소 쓰고 신 약초 향
성분	azulene, pinene, terpineol, cineol, bornyl acetate
특성	카마줄렌의 함량이 높아 캐머마일 저먼처럼 푸른 잉크 빛이 돌고, 향과 작용도 캐머마일 저먼과 유사하다. 시더우드, 파인, 캐머마일, 베티버 등과 잘 어울린다.
적용	· 정 서 : 마음을 가라앉히는 작용이 있어 고혈압 · 불면증 · 스트레스와 관련된 증상을 완화시킴 · 피 부 : 여드름 · 습진 · 염증 개선 · 기 타 : 류머티즘성관절염, 신경통이나 건염(腱炎) 등의 증상 완화
주의점	10세 미만의 아이와 임산부는 사용을 금한다.

오렌지 스위트 *Orange sweet*

학명	Citrus Sinensis
원산지	시실리, 이스라엘, 스페인, 미국
추출 부위	과일의 껍질
휘발성	상향
향기	달콤하고 따뜻한 향, 생기 넘치는 향
성분	limonene, bergapten, auraptenol
특성	피부 재생 효과가 있어 피부 관리를 할 때 필수적으로 사용한다.
적용	·정 서 : 우울증, 히스테리, 신경 긴장 해소
	·피 부 : 기미 완화
	·기 타 : 식욕 증진, 장기능 강화 효과
주의점	감광성이 있으므로 사용 후 바로 햇빛에 노출시키지 않는다.

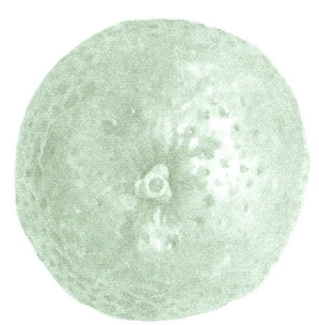

유칼립투스 *Eucalyptus*

학명	Eucalyptus globulus
원산지	호주
추출 부위	잎
휘발성	상향
향기	날카로운 향, 캠퍼 향이 약간 남
성분	pinene, limonene, 1.8-cineole, pinocarrone, ledol
특성	광범위한 항박테리아·바이러스 치료제, 해열제, 해충제 역할을 하며 정신 집중 효과가 있다.
적용	·정　서 : 에너지 증가, 감정 조절 기능이 있어 기분을 상승시켜 상쾌함을 주고, 정신기 능 자극 및 늘어짐 방지 ·피　부 : 지성 피부 해소 시원한 느낌을 주고 머릿니, 종기, 여드름, 헤르페스 치료 ·호흡기 : 열·감기·인플루엔자·인후염·부비강염·두통 치료, 건조하고 밭은 기침, 천식으로 인한 호흡곤란 해소, 객담 제거 작용으로 기관지염 치료 ·근육계 : 부어오름, 근육통, 류머티즘성관절염 등에 항염증 작용 ·기　타 : 신장 강화, 방광염 치료 효과
주의점	고농도로 사용할 경우 혈관으로 스며들면 신장을 자극할 수 있으므로 반드시 희석해서 쓴다. 고혈압, 간질 환자는 사용을 금한다.

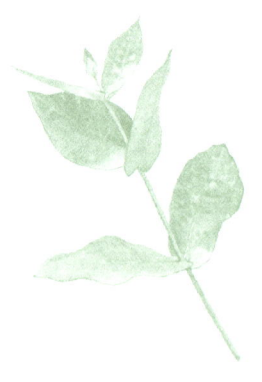

일랑일랑 *Ylang Ylang*

학명	Cananga odorata
원산지	필리핀
추출 부위	꽃
휘발성	중향
향기	감각적이고 이국적인 느낌의 달콤한 꽃향. 바나나 향과 유사하며 무거움
성분	linalool, benzyl acetate(ester), eugenol, pinene(terpene), germacrene
특성	몸과 마음의 조화를 되찾을 수 있게 하고, 정상적인 혈압을 유지하는 데 도움을 준다. 통증 완화 및 방부·최음 효과가 있다.
적용	·정 서 : 아드레날린을 분비 조절해 이완 기능, 분노·불안·쇼크·공포 제거, 우울증, 두려움, 질투, 좌절 등을 진정시키는 작용 ·피 부 : 피지샘을 조절해 지성·건성 피부에 효과, 두피에 자극을 줘 발모 촉진 ·부인과 : 자궁 강장, 호르몬 조절, 유방 탄력 유지 및 최음 효과 ·기 타 : 가쁜 호흡, 가슴 두근거림에 효과, 고혈압 치료, 장염 치료
주의점	고농도로 사용할 경우 두통이나 구토를 유발할 수 있고, 장기적으로 사용할 경우 신경기능을 자극시켜 흥분을 유발할 수 있다. 염증성 피부에는 자극을 주므로 사용을 금한다.

재스민 *Jasmine*

학명	Jasminum grandiflorum
원산지	남프랑스, 이집트, 튀니지, 모로코, 인도
추출 부위	꽃
휘발성	하향
향기	감각적이고 풍부한 느낌의 향, 깊고 달콤하고 오래감
성분	ester, benzyl acetate, methyl jasmonate, linalool, jasmone
특성	상쾌하고 이국적인 느낌으로 향과 가격에 있어 최고의 오일 중 하나이다. 사랑의 오일, 로맨스 오일로 불릴 정도로 강한 최음 효과가 있다.
적용	·정 서 : 상승 작용이 있어 불안·우울·무기력증·자신감 결여 해소
	·피 부 : 피부 탄력을 강화시킴
	·비뇨기 : 남성무력증, 불감증, 성기능 강화, 불감증 해소
	·기 타 : 피로 회복, 출산 후 우울증 해소
주의점	최음·통경 작용이 있으므로 임신 기간 중에는 사용하지 말아야 한다.
	최면 작용이 있어 집중력을 방해할 수 있으며, 방향(芳香)이 강하므로 적은 용량을 사용한다.

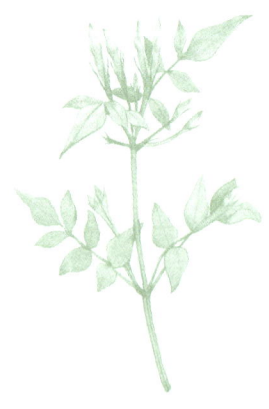

제라늄 *Geranium*

학명	Pelargonium graveolens
원산지	이집트, 모로코, 알제리, 중국
추출 부위	잎
휘발성	중향
향기	풍부하고 달콤한 향
성분	geraniol, citronellol, linalool, citronellyl formates, menthone
특성	가장 다양한 용도로 쓰이는 에센셜 오일 중 하나로, 균형 잡힌 부드러운 향은 스트레스를 줄여주고 심신을 안정시켜 원기를 북돋워 준다.
적용	·정　서 : 기분 상승 효과, 우울·불안·행동 장애 및 스트레스 해소
	·피　부 : 수렴·균형 작용이 있어 피지 분비를 정상화해 염증 완화, 건성습진·머릿니·비듬·여드름 제거, 단순포진 치료, 튼살 및 작은 상처를 흉터 없이 아물게 함. 염증·화상·주름살 완화 등 피부의 청결 유지
	·소화기 : 입속 궤양·설사·위장염 치료 등 강장·청결 작용
	·순환기 : 노폐물 제거, 체액정체 완화, 혈압 조절
	·성인병 : 비만 치료
	·호흡기 : 감기 바이러스 항균 작용으로 구강 감염증 해소
	·부인과 : 부신피질 자극과 호르몬 조절 작용으로 생리 장애·생리전 증후군·폐경기 증상·질염·불임·유방의 부기 해소 및 최음 작용
	·비뇨기 : 이뇨 작용, 간·신장의 독소 등 비뇨기 염증 치료
	·기　타 : 소아 홍역 진정 작용
주의점	민감성 피부에 자극을 준다.
	호르몬 조절 효과가 있으므로 임신중에는 사용하지 않는다.

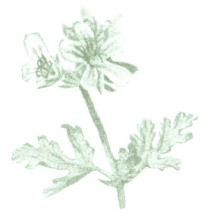

주니퍼 베리 *Juniper berry*

학명	Juniperus communis
원산지	유고슬라비아, 이탈리아, 프랑스
추출 부위	열매
휘발성	중향
향기	테레빈 나무 향, 강렬한 향, 발삼 향
성분	terpineol(alcohols), pinene, limonene, geraniol, sabinene
특성	이뇨·살균·강장 작용을 하며 노인성 질환에 적합하다.
적용	·정 서 : 마음을 진정시키고, 불안감이나 불면증, 정신적 피로 해소, 기억력 강화
	·피 부 : 피부염, 습진, 상처, 피부가 빨갛게 발진되는 증상 치유
	·소화기 : 소화 촉진, 위통 치료
	·성인병 : 당뇨, 동맥경화증 치료
	·부인과 : 생리 장애, 생리통에 효과적
	·비뇨기 : 요산, 독소 제거를 촉진하고 이뇨 작용이 있어 비뇨기계 감염, 신장결석, 방광염 등에 효과
	·근육계 : 관절, 통풍, 류머티즘에 특효
	·기 타 : 간장 보호, 전신 피로 해소
주의점	신장이 심하게 손상된 환자는 증상을 더 악화시킬 수 있으므로 주니퍼 베리 대신 사이프러스, 제라늄을 사용하는 것이 좋다.

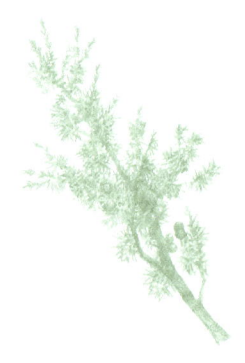

진저 *Ginger*

학명	Zingiber officinale
원산지	중국, 인도, 말레이시아
추출 부위	뿌리줄기
휘발성	중향
향기	따뜻하고 향긋한 감귤 향, 캠퍼 향, 매콤하고 날카로운 향
성분	zingiberene, camphene, citronellol, linalool
특성	생활 속에서 쉽게 접할 수 있는 아로마 향으로, 강장, 흥분, 진통, 해열 등의 작용을 하며 간을 보호한다. 약물이나 허브의 흡수력을 증가시키며 식품, 음료, 약품 등에 사용된다.
적용	·정　서 : 흥분·자극 효과, 우울증 치료, 기억력 자극, 피로 회복
	·소화기 : 위통·소화불량·가스 찬 데·식욕부진 등 소화 장애 해소, 설사·구토증·괴혈병 치료
	·호흡기 : 감기, 콧물, 편도선염
	·비뇨기 : 성욕 감퇴·남성 무력증 치료
	·근육계 : 류머티즘 통증 완화, 근육 강화
	·기　타 : 혈압을 조절하고 땀을 흘리게 함
주의점	민감한 피부를 자극한다.

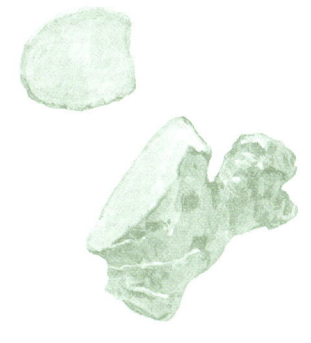

캐머마일 로먼 *Chamomile Roman*

학명	Chamaemelum Nobile
원산지	프랑스, 모로코, 스페인, 이집트
추출 부위	꽃
휘발성	중향
향기	가볍고 날카로우며 사과 향과 유사
성분	ester(85%), azulene, pinocarvone, sabinene
특성	가장 오래된 의료용 식물로 알려져 있으며, 캐머마일 종류 중 가장 많이 쓰이는 향으로 독성은 강하지 않지만 다양한 치료 효과가 있다. 특히 어린이에게 적합한 오일이다.
적용	・정 서 : 진정 이완 작용이 있어 불안감・스트레스・우울・히스테리 증세 완화, 두통・신경통・불면・소아지랄증을 진정시킴 ・피 부 : 진정・방부 효과, 과민성 혹은 건성 피부에 적합함. 항염증 작용을 하는 아줄렌 성분이 들어 있어 여드름・습진・기저귀 습진・화상 등 피부 염증에 효과 ・소화기 : 설사・변비・소화불량・가스 찬 데・복통 등 해소, 식욕촉진 ・부인과 : 불규칙한 생리, 생리통에 효과, 폐경기 증후군 완화 ・근 육 : 진정 및 진통 해소 작용으로 근육통・쥐난 데・육체적 피로・류머티즘성관절염 등 염증과 통증 완화
주의점	과다 사용시 피부 자극을 줄 수 있다.

캐머마일 저먼 *Chamomile German*

학명	Matricaria recutita
원산지	프랑스, 모로코, 스페인, 이집트
추출 부위	꽃
휘발성	중향
향기	산뜻함
성분	chamazulene, farnesene, bisabolol, cadinene
특성	항염증(특히 소염), 항통증, 진통, 항경련, 항우울증, 항빈혈, 방부, 해열, 발한 효과, 간기능 강화, 백혈구 생산 촉진, 상처 치료 등의 효과가 있으며 향수, 화장용, 약용으로 이용된다.
적용	·정　서 : 우울, 불면, 불안, 히스테리, 분노, 과민증 등 해소, 소아지랄증 등의 신경 장애 치료 ·피　부 : 상처, 화상, 뾰루지, 두드러기, 피부염, 피부질환에 효과 ·소화기 : 위통, 위장염 등 소화 장애, 위와 장의 궤양, 산통(疝痛), 대장염 치료 ·순환기 : 빈혈, 현훈(뇌출혈로 인한 현기증) 치료 ·부인과 : 생리 작용 조절, 질염, 폐경기, 외음부소양증 등 ·치　과 : 치통, 치주염 완화 ·그 밖에 신경통, 두통, 편두통, 귀 통증 등 통증 완화, 결막염 등의 염증 치료, 류머티즘, 경련, 간과 비장 충혈 치료
주의점	통경 작용이 있으므로 임신 초기의 수개월 동안에는 사용을 피한다. 민감한 피부에 피부염을 일으킬 수 있다.

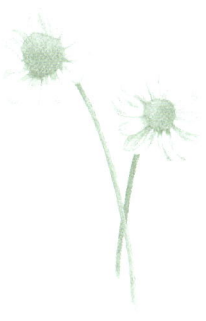

코리앤더 *Coriander*

학명	Coriandrum sativum
원산지	남유럽, 지중해 연안
추출 부위	줄기와 어린잎
휘발성	중향
향기	달콤하고 풍부한 귤향
성분	linalol, geraniol, carvone, decyl aldehyde, borneol
특성	방부 작용이 있어 로마시대부터 고기의 방부제로, 중세에는 마약, 최음제 등으로 사용되었으며 진정 작용, 소화 촉진 효과가 있다.
적용	·류머티즘성관절염의 통증 완화 ·기침, 건위, 구취, 구토 방지
주의점	다량 사용시 마비 증세가 온다.

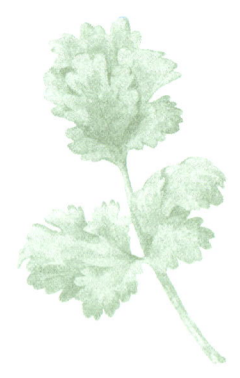

클라리 세이지 *Clary sage*

학명	Salvia sclarea
원산지	유럽, 미국
추출 부위	꽃 윗부분
휘발성	중향
향기	골고루 스며드는 달콤하고 자극적인 향
성분	linalyl acetate, sclareol, linalool, myrcene, pinene
특성	진정 · 항염증 · 상승 효과가 있어 강력한 이완제, 활력제로 사용된다.
적용	· 정 서 : 상승 효과, 이완 작용이 있어 우울증 · 불안증 · 긴장감 · 정신 피로 · 수면 장애 해소 및 심신이 허약할 경우에 효과적. 정서가 불안정한 어린이의 정서 안정에 도움 · 피 부 : 건성 피부를 촉촉하게 하고, 진정 작용, 항염증 작용이 있어 모든 종류의 피부 염증과 종기 치료 · 순환기 : 혈압강하 · 호흡기 : 목 따가움과 목 쉼 해소 · 부인과 : 생리통, 불규칙한 생리 작용, 생리전 증후군, 유방 부기, 얼굴 홍조 해소 등 부드러운 생리자극제로 쓰임
주의점	흡입하면 졸음이 오므로 용량을 잘 지켜야 하며, 일과가 끝난 후 정신적 · 신체적 노동을 하지 않을 때 짧은 시간 동안 사용한다. 특히 사용 후 운전을 금한다. 알코올과 혼합해서 사용하면 안 되고, 임신 5개월까지 사용을 금한다.

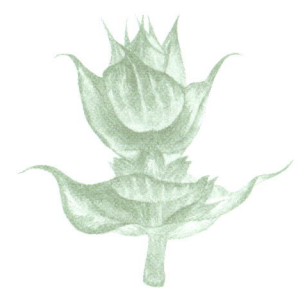

클로브 버드 *Clove buds*

학명	Eugenia caryophyllus
원산지	인도네시아, 잔지바, 마다가스카르, 자바
추출 부위	꽃봉오리, 잎, 줄기
휘발성	하향
향기	강하고 싸하며 자극적인 향
성분	eugenol, acetoeugenol, pinene, caryophyllene, eugenyl acetate
특성	건위 · 구충 · 구풍 작용 및 반흔 제거, 마취 · 살충 · 소독 · 식욕 촉진 · 통증 완화 · 최음 · 자극 등의 작용을 한다.
적용	· 정　서 : 소량 사용시 신경과민, 정서적 피로, 기억력 감퇴 극복 · 피　부 : 살균 및 항진균 작용으로 옴이나 무좀 치료 · 호흡기 : 감기, 독감, 기관지 충혈 완화 · 부인과 : 자궁 강장, 분만 촉진 · 기　타 : 치통, 근육통, 신경통, 관절염 외 장내 기생충 제거, 강비장 작용 등의 효과
주의점	피부 및 점막을 자극하므로 1~2% 이하로 희석해서 사용한다.

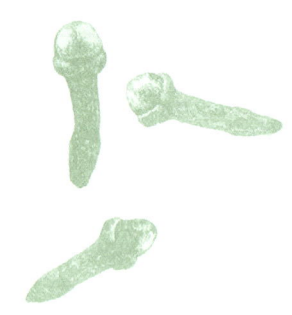

타임 *Thyme*

학명	Thymus vulgaris
원산지	유럽, 지중해 연안
추출 부위	꽃, 잎
휘발성	중향
향기	상쾌한 민트 향
성분	thymol, carvacrol, terpinene, linalol, cymene
특성	방부, 살균 및 곰팡이 방지 작용이 있어 방충·방향제뿐 아니라 식품 가공시 맛을 내는 역할과 함께 보존제로 쓰인다.
적용	·정　서 : 신경 안정, 두통, 우울증, 피로, 빈혈을 치료하고, 악몽 등으로 잠을 이루지 못할 때 사용하면 효과적
	·소화기 : 강장 효과가 있어 소화를 돕고, 위장 기능을 향상시킴
	·호흡기 : 감기, 기침, 호흡기 질환 치료
	·기　타 : 소독력이 강하고 항균 작용이 있어 입속 청량제나 로션 등으로 이용, 류머티즘성관절염에 효과
주의점	피부 자극이 강하다.
	고혈압인 사람과 임산부는 사용을 금한다.
	케모타입이 많으므로 구별하여 사용할 필요가 있다.

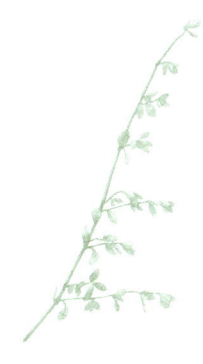

티 트리 *Tea tree*

학명	Melaleuca alternifolia
원산지	오스트레일리아
추출 부위	잎
휘발성	상향
향기	유칼립투스와 유사하지만 더 부드러운 향
성분	terpinene, terpinolene, 1.8-cineole, terpenen-4-01, cadinene
특성	강력한 방부 효과가 있으나 독성이 없고 알레르기 등 부작용을 일으키지 않는다. 박테리아·바이러스·곰팡이 박멸 및 면역기능 강화. 항생·가려움 제거·해충·거담 효과 등이 있고, 강심제, 반흔 제거제. 흥분제 등으로 이용된다.
적용	·정 서 : 쇼크 후의 회복
	·피 부 : 시원한 느낌으로 피부 정화 작용. 항곰팡이 작용, 종기·화농성 피부·여드름 치료, 화상·햇빛에 그을린 피부 진정 효과. 방사선 치료로 인한 피부 화상 방지, 발톱염증·무좀·습진·사마귀·헤르페스·비듬·기저귀 발진 치료
	·소화기 : 입속 궤양·설사·위장염 치료
	·호흡기 : 감기·목감기·편도선염·기관지염·폐렴·가슴기침·축농증 치료
	·비뇨기 : 요도관 염증, 방광염, 질염, 항문소양증, 칸디다병, 트리코모나스 감염증 등 생식기 감염 치료
	·기 타 : 백혈구 활동 증가, 독소 배출, 염증 제거, AIDS의 면역기능 강화에 도움 수술 전 티 트리로 마사지를 하면 면역기능이 강화되어 수술 후 쇼크 방지 및 회복 속도를 빠르게 해줌. 재발되는 바이러스와 곰팡이균 제거, 유방암 방사선 치료 때 합병증 방지
주의점	피부에 자극을 줄 수 있다.

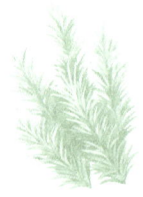

파인 *Pine*

학명	Pinus sylvestris
원산지	러시아, 독일, 프랑스
추출 부위	소나무의 작은 가지
휘발성	중향
향기	날카롭고 상큼한 향
성분	borneol(alcohol), bornyl acetate, cadinene(sesquiterpene), camphene, pinene
특성	집중력에 도움을 주는 오일로 강력한 살균·방부 항충혈·탈취·이뇨·살충·거담 작용을 하며, 자극성이 있다.
적용	· 정 서 : 심신이 허약하고 정신적 피로가 쌓였을 때 효과적
	· 피 부 : 습진, 마른버짐, 트거나 갈라진 피부, 사마귀, 피부 발적 치료
	· 소화기 : 소화 장애, 특이 장기능 개선, 설사, 장 기생충 제거, 구충제 역할, 담낭염 치료
	· 순환기 : 간염·정맥류 치료, 담석 제거, 혈액순환 촉진, 간기능 강화
	· 호흡기 : 방부·거담 효과가 있어 폐와 기관지 질환 치료, 후두염, 인플루엔자 외 전반적인 호흡기 문제 해결
	· 부인과 : 냉증, 자궁염증, 생리 장애, 임신, 출산에 프랑킨센스와 함께 사용
	· 비뇨기 : 부신피질 자극, 방광염, 전립선 비대증, 남성 생식불능, 칸디다병 등 비뇨기계 감염 치료
	· 근육계 : 류머티즘성관절염, 좌골신경통 치료
	· 기 타 : 강장제, 소염진통제로 이용, 면역 개선, 잇몸 질환 등에 쓰임
주의점	Dwarf pine(pinus pumilio) 종은 독성이 강하므로 피해야 한다.
	효과는 좋지만 민감한 피부를 자극하는 경우가 있으므로 소량 사용한다.

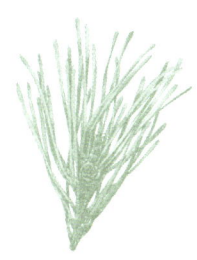

파출리 *Patchouli*

학명	Pogostemon cablin
원산지	인도, 말레이시아, 미얀마, 파라과이
추출 부위	잎
휘발성	하향
향기	달콤하고 무거운 향, 흙 또는 나무 향, 바닐라 향과 흡사
성분	bulnesene, guaiene, patchoulol, aromadendrene, patchoulenone
특성	피부 질환 치료와 노화 방지에 효과가 있다. 충혈 완화, 항염증 작용, 식욕 감퇴, 부종, 탈진, 비만, 불안, 우울증, 불면증 치료 및 최음 효과, 세포 재생 효과가 있다.
적용	·정 서 : 적은 함량은 신경자극제, 많은 함량은 진정제 역할을 함 ·피 부 : 조직 재생, 항염증 작용을 해 여드름·습진·피부염·농가진(膿痂疹)·튼살·주름 예방과 치료, 해충이나 뱀에 물렸을 때 해독 및 소독 효과, 박테리아·곰팡이 제거 및 수렴 효과가 있어 두드러기·헤르페스·비듬·무좀 등 치료 ·호흡기 : 거담 작용 ·기 타 : 식욕 억제 작용이 있어 비만 치료에 효과적, 수분 정체, 염증 치료, 해충 박멸
주의점	많은 양을 사용할 경우 정신이 멍해질 수 있다.

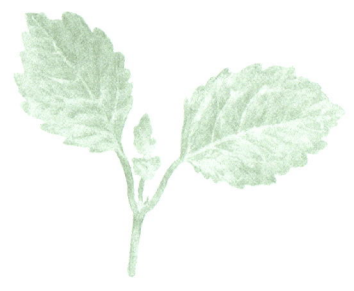

팔마로사 *Palmarosa*

학명	Cymbopogon martinii
원산지	인도, 코모로 제도
추출 부위	잎
휘발성	중향
향기	달콤하며 장미 향이 가미된 다소 무미건조한 꽃향
성분	linalool, geraniol, geraryl acetate, neryl formiate, elemol
특성	방부와 세포 자극 효과가 있어 항균, 해열, 소화 촉진, 살균, 세포 성장 등에 좋다.
적용	·정 서 : 무력증 치료 ·피 부 : 주름살과 여드름 제거 등 피부의 생리적 균형 유지, 즉각적인 진정·재생 효과, 건성 피부 보습에 효과적 ·소화기 : 강장제로서 장내 세균 제거, 위 근육 강화, 식욕 촉진, 소화기능 촉진, 수분 균형 회복, 설사 진정 작용 ·기 타 : 체온 저하 효과
주의점	민감성 피부에 자극을 줄 수 있다.

페널 *Fennel*

학명	Foeniculum vulgare
원산지	스페인, 북아프리카, 인도, 일본
추출 부위	씨앗
휘발성	중향
향기	풀 냄새와 유사한 달콤한 향, 감초 맛이 남
성분	limonene, pinene, terpinene, fenchone, anethole
특성	강비장, 강장, 거담, 건위, 구충, 구풍, 발한, 살충, 소독, 소산, 소염, 식욕 증진, 완하, 이뇨, 자극, 통증 완화, 최유, 통경, 해독 작용
적용	· 정　서 : 우울증에 사용, 의욕 증진
	· 피　부 : 피부 정화, 주름살 방지, 멍든 피부, 벌레 물린 데, 뱀에 물렸을 때, 백일해 등에 효과
	· 부인과 : 생리전 증후군, 생리 양이 너무 적을 때, 갱년기 장애, 성적 반응이 둔할 때효과
	· 소화기 : 이뇨 작용과 식욕 억제 작용이 있어 부종 · 소화불량 · 헛배부름 등에 효과가있으며 변비 · 방광염 · 신장결석 치료, 신경계 진정 효과
	· 성인병 : 비만 치료
	· 호흡기 : 감기의 여러 증상과 기관지염
	· 기　타 : 숙취 · 딸꾹질 · 메스꺼움 · 산통에 효과
주의점	경련을 일으킬 수 있으며, 중독되지 않도록 주의해야 한다. 신경계 문제가 있거나 간질 환자, 임산부는 사용을 금한다.

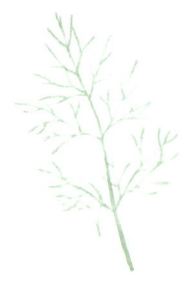

페퍼민트 *Peppermint*

학명	Mentha piperita
원산지	북아메리카, 유럽, 오스트레일리아, 남프랑스
추출 부위	잎
휘발성	중향
향기	가볍고 깨끗하고 신선한 향
성분	menthol, limonene, menthone, cineole, menthyl acetate
특성	심신에 활력을 주고 소화기관을 강화시키는 오일로 방충제로도 쓰인다.
적용	· 정　서 : 자극 · 강화 효과가 있어 기분을 상승시키고 특히 쇼크 치료에 효과적, 신경 통 · 신경쇠약 · 두통 · 편두통 해소, 불면증 치료
	· 피　부 : 시원한 느낌을 주며 세정 작용을 함, 가려움증 · 염증 · 출혈에 효과, 진정 효과, 지성 피부를 조절해 줌
	· 소화기 : 통증 완화 · 진정 작용이 있어 위산과다 · 속쓰림 · 설사 · 소화불량 · 가스 찬 것을 해소, 멀미와 오심 완화, 구취 제거
	· 순환기 : 치질 치료, 정맥류
	· 호흡기 : 방부 · 통증 완화 작용, 객담과 기침 해소, 부비강염 · 인후염 · 천식 · 기관지염 치료
	· 부인과 : 생리 조절, 얼굴 홍조 해소
주의점	지나치게 농축해서 사용하면 가려움을 유발할 수 있다. 반드시 희석해서 사용하고 흡입시에는 눈을 가린다. 간질 환자나 신경 질환자는 사용을 금한다.

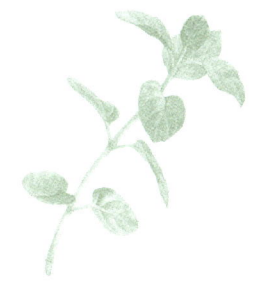

프랑킨센스 *Frankincense*

학명	Boswellia carteri
원산지	소말리아, 에티오피아 등의 북동아프리카, 동남아시아
추출 부위	수지
휘발성	하향
향기	발삼 향, 캠퍼 향, 스파이시 향, 나무 향, 약한 레몬 향
성분	pinene, borneol, limonene, sabinene, thujene
특성	강장, 구풍, 반흔 치료, 세포 성장 촉진, 소독·소화 촉진, 수렴·이뇨·자궁 강장·진정 작용을 한다. 화장품이나 향수용으로 사용되며 다른 향과 잘 섞이는 성질이 있다. 금과 동일하게 고가품으로 거래되었고, 무역전쟁을 일으킬 만큼 중요한 교역 물품이었다.
적용	·정　서 : 기분을 고양시키고 위로·위안 효과, 과거와 연결된 심리적 불안과 강박관념 상태에 효과 ·피　부 : 주름 제거, 노화된 피부 회복, 창상·종기·궤양·염증 등에 효과 ·호흡기 : 기침·천식·기관지염·후두염 등 호흡기 장애 완화 ·부인과 : 유방염, 자궁 질환 및 임신, 출산과 같은 부인과 질환에 효과 ·비뇨기 : 요도의 염증과 질병 치료 ·기　타 : 카타르(점액질이 많아지는 증상)에 효과
주의점	인체에 비교적 해가 없는 안정적 오일이다.

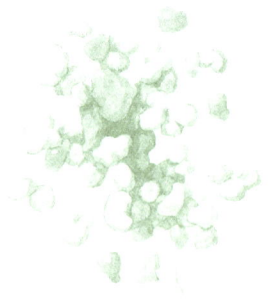

히솝 *Hyssop*

학명	Hyssopus officinalis
원산지	프랑스, 스페인, 남부 유럽
추출 부위	꽃핀 식물 전체
휘발성	중향
향기	매우 그윽한 향, 세이지·마조람·라벤더 향과 유사함
성분	pinerne, sabinene, thujone, spathulenol, pinocamphone
특성	폐·심장 기능 강화, 호흡기 질환 치료에 탁월한 효력이 있는 오일로 거담·기침 완화, 항경련, 심장과 호흡기 강화, 고혈압 치료, 소화 촉진, 위통·해열·발한·상처 등의 치료 효과가 있다.
적용	·피　부 : 상처·반흔 치료제로 쓰여 타박상, 피부염, 습진 치료 ·호흡기 : 통증 완화 작용, 천식·기관지염·담·기침·결핵에 효과, 거담·진해제, 해열제로 쓰임 ·순환기 : 혈압 조절 작용, 고혈압 치료 ·소화기 : 소화 장애, 가스 찬 데, 위통 치료 ·비뇨기 : 매독, 요결석 치료
주의점	과다 사용시 마취 효과가 있으므로 함부로 많은 양을 사용하지 않는다.

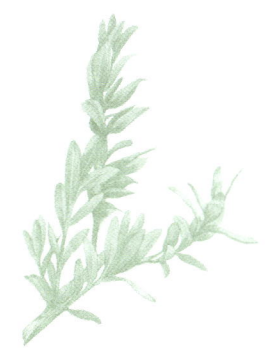

4

증상별 아로마테라피 처방법

1 심장혈관 장애

1) 빈혈

빈혈은 혈액 중에서 적혈구 또는 헤모글로빈의 양이 건강한 사람보다 감소된 상태를 말하는데, 철분이나 비타민 B_{12}가 결핍될 경우에도 나타난다. 백혈병이 있는 경우에 빈혈이 동반되기도 하며 헤모글로빈의 비정상적 형태도 원인이 될 수 있다. 출혈을 많이 하고 난 후에 빈혈 상태에 빠지기 쉬우며 드물게는 갑상선기능저하증, 탈라세미아(thalassemia) 같은 내분비 장애 및 선천성 혈액 질환 때문에 일어나기도 한다.

사용 오일	캐머마일 로먼, 레몬
처방법	□ **흡입법** 캐머마일 로먼 2방울, 라벤더 1방울, 제라늄 1방울을 혼합하여 그중 2~3방울을 램프에 떨어뜨려 흡입한다. □ **마사지법** 사이프러스 10방울, 로즈메리 5방울, 레몬 3방울에 아몬드 오일 30ml를 혼합해 부분 또는 전신 마사지를 한다.

2) 동맥경화증

동맥경화증은 동맥혈관 벽이 두꺼워지는 현상으로 체내의 지방이 동맥혈관 벽에 달라붙어 단단하게 굳어 발생한다. 동맥혈관이 두꺼워지면 혈압이 상승하고, 노인성 치매나 뇌질환 또는 협심증이나 심부전증이 발생할 수 있다.

사용 오일	주니퍼 베리, 로즈메리, 블랙페퍼, 레몬, 진저, 타임
처방법	□ **마사지법** 주니퍼 베리 6방울, 레몬 10방울, 타임 2방울, 캐리어 오일 30ml를 혼합해 왼쪽 가슴, 등, 뒷목을 마사지한다. □ **목욕법** 레몬 10방울, 블랙페퍼 5방울, 타임 5방울을 혼합해 10~15방울 정도를 욕조에 떨어뜨려 사용한다.

3) 정맥류와 치질

다리와 고환의 혈관 벽이 부어오르는 증상으로 직장이나 항문 부위에 생기는 것을 치질이라고 한다. 오랫동안 서 있거나 앉아 있을 때 혹은 운동 부족이나 밸브 허약(혈관 약화) 등으로 정맥에 피가 고여 팽창되면 파랗게 되어 통증이 수반된다. 치질도 같은 기전으로 생기며 비만 체형이거나 운동 부족인 사람, 임산부에게 자주 발생한다.

사용 오일	정맥 수축 강화 : 페퍼민트, 레몬, 사이프러스 정맥 순환 촉진 : 제라늄, 주니퍼 베리, 로즈메리 진정 효과 : 페퍼민트, 샌들우드, 라벤더
처방법	□ **도포법** 사이프러스 3방울, 샌들우드 2방울, 페퍼민트 1방울에 캐리어 오일 10ml를 혼합해 매일 아침저녁 손바닥만을 이용해 발목에서부터 장딴지까지 가볍게 바른다. 이때 방향은 위쪽으로만 한다. □ **습포법** 사이프러스 3방울, 로즈메리 3방울, 페퍼민트 2방울을 찬물에 떨어뜨려 블렌딩한 후 차가운 수건을 적셔 증상 부위에 올려놓는다. □ **마사지법** 제라늄 7방울, 사이프러스 2방울에 캐리어 오일 15ml를 혼합해 정맥류가 나타난 부위 주변을 마사지한다. 정맥류 부위를 직접 마사지하면 증세가 악화될 수 있다.

처방법	□ **목욕법**
	라벤더 2방울, 제라늄 2방울을 좌욕기에 떨어뜨려 사용한다.

4) 고혈압

비만, 음식, 담배, 알코올, 스트레스, 약물 남용 등이 원인이 되어 나타날 수 있으며 특별한 자각증상이 없다. 고혈압이 진행되면 뇌출혈이나 심장마비를 일으켜 사망에 이를 수도 있으므로 늘 정상 혈압을 유지하는 것이 중요하다.

사용 오일	혈압 저하 작용 : 클라리 세이지, 레몬, 마조람, 만다린, 일랑일랑
	신장 기능 개선과 혈압 조절 작용 : 주니퍼 베리
	이완 효과 : 라벤더
처방법	□ **흡입법**
	클라리 세이지 1방울, 라벤더 1방울, 버거못 2방울을 혼합해 램프에 2~3방울을 넣고 발산시킨다.
	□ **목욕법**
	마조람 5방울, 일랑일랑 5방울을 일주일에 두 번 목욕물에 타서 사용하거나 앞에서 이용한 오일을 목욕물에 타서 사용한다.
	□ **도포법**
	마조람 3방울, 일랑일랑 3방울을 캐리어 오일 10ml에 혼합해 저녁마다 가슴, 발바닥에 바른다.
	□ **마사지법**
	주니퍼 베리 2방울, 클라리 세이지 2방울, 레몬 4방울, 일랑일랑 1방울을 캐리어 오일 15ml와 혼합하거나 클라리 세이지 2방울, 라벤더 2방울, 버거못 5방울을 캐리어 오일 15ml와 혼합해 가슴, 배, 등 부위에 마사지한다.

5) 저혈압

대사 작용이 낮은 상태, 갑상선기능저하, 만성 피로, 체온이 낮은 경우에 주로 나타난다. 일반적으로 저혈압이 문제가 되는 경우는 없으나 순환 장애, 현기증, 기절 등을 동반할 때는 치료를 받아 혈압을 조절해야 한다.

사용 오일	로즈메리, 블랙페퍼, 사이프러스, 레몬
처방법	□ **마사지법** 로즈메리 3방울, 블랙페퍼 3방울을 캐리어 오일 10ml에 섞어 마사지한다. 또는 사이프러스 4방울, 로즈메리 5방울, 레몬 3방울을 아몬드 오일 20ml에 혼합해 마사지한다 □ **기타** 위에서 사용한 오일을 목욕물에 넣고 목욕하거나 램프를 이용해 확산시켜도 효과가 있다

6) 협심증

협심증은 가슴이 조여들거나 압박감이 생기는 증상으로 왼팔이 저리고 어깨, 목, 턱 등이 뻣뻣해지기도 한다. 동맥경화증이나 대동맥 판막증, 동맥염, 빈혈 등이 원인이 되는데, 아로마 에센셜 오일은 협심증을 비롯해 심장 발작을 억제하고 심장 기능을 강화하는 데 도움을 준다.

사용 오일	진저, 너트메그, 캐머마일 로먼, 로즈메리, 라벤더, 유칼립투스, 페퍼민트
처방법	□ **마사지법** 진저 3방울, 유칼립투스 3방울, 페퍼민트 2방울, 너트메그 1방울에 캐리어 오일 15ml를 혼합해 왼쪽 앞가슴, 어깨, 등 부위에 마사지한다. □ **기타** 라벤더 2방울, 캐머마일 로먼 2방울을 섞어 목욕법, 습포법, 램프확산법 등으로 이용한다.

7) 심장 두근거림

분노, 두려움, 흥분 등의 감정과 운동 후, 자극성 음료를 마신 후, 약물 복용, 니코틴 흡입 등으로 인해 심장 박동이 빨라지는 상태를 말한다.

사용 오일	네롤리, 라벤더, 만다린, 일랑일랑
처방법	□ **흡입법** 네롤리 1방울을 거즈 위에 떨어뜨려 코에 대고 깊이 들이마시거나 네롤리, 라벤더, 일랑일랑 몇 방울을 혼합한 후 1방울을 손수건이나 거즈에 떨어뜨려 흡입한다. 또는 라벤더 2방울, 캐머마일 로먼 1방울, 제라늄 2방울을 혼합해 1방울을 손수건이나 거즈에 묻혀 흡입한다. □ **목욕법** 캐머마일 로먼과 레몬을 같은 비율로 섞어 10~15방울을 목욕물에 떨어뜨려 사용한다. □ **마사지법** 네롤리 4방울, 라벤더 3방울, 일랑일랑 2방울에 캐리어 오일 15ml를 섞어 목, 가슴 등에 마사지한다. 또는 라벤더 4방울, 캐머마일 로먼 3방울, 레몬 2방울을 15ml의 캐리어 오일에 섞어 가슴 부위를 매일 저녁 마사지한다.

8) 부종

심장, 신장 기능의 장애로 인하여 복부나 가슴 등에 체액이 쌓이거나 생리 전 또는 임신 중 다리, 무릎 등에 물이 차서 몸이 붓는 현상이다.

사용 오일	이뇨 작용 : 주니퍼 베리, 페널 스트레스 해소 : 캐머마일 로먼, 라벤더 신장 기능 강화 : 제라늄, 사이프러스
처방법	□ **습포법** 캐머마일 로먼 3방울, 주니퍼 베리 3방울, 라벤더 2방울, 사이프러스 2방울을 섞어 생리 전 1주일 동안 매일 저녁 복부와 가슴에 습포한다.

처방법	□ 마사지법
	주니퍼 베리 3방울, 사이프러스 2방울, 라벤더 4방울에 캐리어 오일 15ml를 혼합해 허벅지, 등, 배 부위에 사용하고, 생리전 증후군의 경우는 부어오르기 며칠 전부터 사용한다.

9) 비만 및 체액정체증

체액정체증은 다리, 엉덩이, 팔 등에 오렌지 껍질 같은 멍울이 지는 현상으로 보통 비만인 여성에게서 많이 발생한다. 림프 순환 장애로 인해 체액과 독성 노폐물이 조직에 고여 있는 상태를 말한다.

사용 오일	독성 제거 : 주니퍼 베리, 제라늄
	체액 정화 : 로즈메리
	충혈 제거 : 라벤더, 파출리
	순환 강화 : 사이프러스
처방법	□ 마사지법
	주니퍼 베리 5방울, 로즈메리 4방울, 사이프러스 5방울, 파출리 4방울에 30ml의 캐리어 오일을 혼합해 하루에 두 번씩 등과 다리를 포함한 마사지 부위에 압력을 가하면서 마사지한다. 단, 고혈압이 있을 때는 로즈메리를 사용하지 않는다.

10) 심장 질환 예방

혈액순환을 자극하는 오일과 스트레스, 긴장을 풀어주는 오일들을 사용해 심장을 강화시키고 심장 질환을 예방할 수 있다.

사용 오일	순환 촉진 : 로즈, 로즈메리, 블랙페퍼, 제라늄, 진저, 카더멈, 히솝
	스트레스 완화 : 라벤더, 버거못, 사이프러스, 클라리 세이지
처방법	□ 마사지법
	제라늄 4방울, 히솝 2방울, 로즈메리 8방울, 페퍼민트 4방울을 캐리어 오일 30ml에 혼합하여 주 1회씩 사용한다. 단, 고혈압이 있을 때는 로즈메리를 사용하지 않는다.

처방법	□ **목욕법**
	제라늄 12방울, 히솝 2방울, 클라리 세이지 4방울, 페퍼민트 2방울을 혼합해 10~
	15방울 정도를 욕조에 떨어뜨려 목욕을 한다.

11) 심장 강화

긴장 속에서 살아가는 현대인들이 각종 스트레스나 심장 기능이 약화
되었을 때는 초조, 불안 등의 증상이 나타난다. 이럴 때 향기요법으로
혈액순환을 도와 심신을 안정시키면 심장을 강화하는 데 효과적이다.

사용 오일	네롤리, 히솝, 버거못
처방법	□ **마사지법**
	네롤리 2방울, 히솝 2방울, 버거못 2방울을 캐리어 오일 10ml에 혼합하여 마사지
	한다.
	□ **목욕법**
	위에서 사용한 오일을 욕조에 떨어뜨리고 목욕을 한다.

2 내분비대사 장애

1) 당뇨병

당뇨병은 간단한 혈액검사만으로도 알 수 있으며 심한 갈증, 잦은
배뇨, 허기, 체중 감소, 피로감, 허약 증세 등으로 나타난다. 유전적으
로 발병하지만 후천적으로 생기는 경우도 있으며, 당뇨가 심해지면 순
환기 장애 증상이 나타나거나 실명이 될 수 있으며 의식불명 상태에 빠

지기도 한다.

당뇨병에 향기요법을 이용하면 증상이 악화되는 것을 막을 수 있다.

사용 오일	제라늄, 진저, 사이프러스, 라벤더, 유칼립투스
처방법	□ 목욕법 제라늄 5방울, 진저 2방울을 미지근한 물이 담긴 세숫대야에 떨어뜨려 15분간 발을 담그거나 전신욕을 한다. □ 흡입법 제라늄 5방울, 진저 2방울을 섞어 그중 2~3방울을 램프에 떨어뜨려 발산시킨다. □ 마사지법 라벤더 5방울, 제라늄 5방울, 진저 3방울, 유칼립투스 5방울에 캐리어 오일 30ml를 섞어 주 2회 전신 마사지를 한다. 또한 제라늄, 진저, 사이프러스 각각 3방울씩을 15ml의 캐리어 오일에 섞어 부분 마사지를 하면 당뇨병과 관련된 합병증 치료에 효과적이다.

2) 저혈당증

스트레스가 많은 현대인들은 설탕류를 과잉 섭취하기 때문에 당뇨병과 함께 저혈당증에 걸리기 쉽다. 저혈당에 걸리면 자꾸 음식이 먹고 싶고, 손발이 차며, 두통과 심장 두근거림 현상이 나타나고 안절부절 못하는 증세가 나타난다.

사용 오일	라벤더, 그레이프프루트, 코리앤더
처방법	□ 흡입법, 목욕법 라벤더 5방울, 그레이프프루트 5방울, 코리앤더 2방울을 섞어 그중 3~5방울을 램프 확산법 등을 이용해 흡입하거나 10~15방울을 욕조에 떨어뜨려 목욕한다. □ 마사지법 위의 시너지 오일에 캐리어 오일 20ml를 섞어 전신 또는 등 부위에 마사지한다.

3) 갑상선 장애

갑상선 비대증은 요오드 성분 섭취 부족 같은 여러 요인들이 작용해 갑상선 호르몬이 과잉 분비되어 생기는 현상이다.

사용 오일	라벤더, 사이프러스, 진저
처방법	□ 마사지법 진저 2방울, 사이프러스 2방울, 라벤더 2방울에 캐리어 오일 10ml를 섞어 전신 마사지를 한다. 그러나 갑상선 부위에 직접 닿는 것은 피하도록 한다.

3 소아과 질환

어린이들에게는 아주 소량의 오일을 사용해도 충분한 효과를 볼 수 있는데, 희석 용량과 주의 사항을 잘 지키는 것이 중요하다. 어린이에게 사용할 때는 특별히 주의해야 하는데, 3개월~7세까지는 라벤더, 캐머마일 로먼만을 사용하며, 7~16세까지는 어른의 1/3~1/2로 희석해 사용하도록 한다. 또 유아, 12세 이하의 어린이, 노약자는 캐리어 오일의 1% 미만으로 희석한다.

18개월 이하의 어린아이를 목욕시킬 때는 1방울만 사용하고, 흡입법은 단기간만 사용한다. 오일은 어린이의 손이 닿지 않는 곳에 두어야 하고, 원액이든 희석된 것이든 눈에 들어가지 않도록 주의한다.

어린이에게 사용 가능한 오일은 라벤더, 프랑킨센스, 네롤리, 캐머마일 로먼, 로즈, 유칼립투스, 티 트리, 레몬, 페퍼민트, 로즈메리, 타임, 클로브 버드 등이 있다. 가장 많이 사용되는 오일은 캐머마일 로먼과 라벤더이다.

1) 보채고 잠을 잘 자지 않을 때

아기들이 깊게 잠을 자지 못하는 이유는 배변을 하고 싶거나 배가 아플 경우, 공기가 건조해서 숨쉬기가 곤란한 경우, 실내 온도가 너무 춥거나 더운 경우, 땀이 심하게 흐르는 경우 등 다양하며 때로는 그냥 습관적인 문제일 수도 있다. 이럴 때 아로마 에센셜 오일을 이용하면 효과를 볼 수 있다.

사용 오일	캐머마일 로먼, 라벤더
처방법	□ 마사지법 캐머마일 로먼 2방울, 라벤더 2방울을 혼합해 그중 1방울을 캐리어 오일 5ml에 섞어 마사지한다.

2) 목욕시 피부 보호

아기를 목욕시킬 때는 물 온도 맞추기, 파우더와 수건 준비하기, 실내 온도 맞추기 등 신경 써야 할 부분이 많다. 이때 대부분의 사람들이 아기용 샴푸와 비누로 목욕을 시키는데, 아기들의 피부는 예민하기 때문에 아로마 에센셜 오일을 사용하면 피부 보호뿐 아니라 오일이 가지고 있는 효과도 볼 수 있다.

사용 오일	**캐머마일 로먼, 로즈**
처방법	□ **목욕법**
	캐머마일 로먼 2방울, 로즈 1방울을 벌꿀 2테이블스푼과 혼합하여 물속에 넣고 그 물로 목욕한다.

3) 감기에 걸렸을 때

감기는 소아기에 자주 나타나는 호흡기 계통의 가장 일반적인 질환이다. 보통 바이러스나 알레르기, 세균, 온도의 변화 등에 의한 것들이 대부분이지만, 현대에는 공기의 오염에 의해 감염되는 경우도 많다. 일반적으로 유칼립투스 3방울을 벌꿀 2테이블스푼과 섞어 목욕을 하거나 유칼립투스 2방울을 거즈에 뿌린 후 베개 밑에 넣고 잠을 잔다. 또 유칼립투스나 페퍼민트 2방울을 램프에 넣고 증발시키는 방법도 있다. 자세한 방법은 다음과 같다.

사용 오일	**타임, 티 트리, 유칼립투스, 레몬, 라벤더, 클로브 버드, 로즈메리, 페퍼민트**
처방법	□ **목욕법**
	타임 2방울, 티 트리 2방울, 유칼립투스 1방울, 레몬 3방울을 따뜻한 물에 떨어뜨려 사용한다.
	□ **흡입법**
	타임 1방울, 티 트리 1방울, 라벤더 1방울, 페퍼민트 1방울을 스티머에 떨어뜨려 증기 흡입하거나 타임 1방울, 페퍼민트 1방울, 유칼립투스 1방울, 클로브 버드 1방울을 혼합하여 그중 1방울을 손수건이나 거즈에 떨어뜨려 흡입한다.
	□ **마사지법**
	레몬 1방울, 유칼립투스 2방울, 라벤더 3방울을 캐리어 오일 30ml에 혼합해 가슴, 목, 이마, 코, 턱뼈 등에 마사지한다.

4) 일반적으로 배가 아프다고 할 때

아기들은 음식이나 주변에 노출된 온도의 변화에 따라 배가 아프기 쉽다. 이는 면역력이 그만큼 약하다는 것을 말한다. 따라서 여름에도 항상 따뜻하게 체온을 유지시켜주어야 한다.

사용 오일	캐머마일 로먼
처방법	□ 습포법 캐머마일 로먼 2방울로 더운 찜질을 해 준다.

5) 심한 복통

보통 영유아 복통의 원인은 음식물이나 주변 환경에 있다. 평소 섭취하는 음식이나 실내 온도 등에 세심하게 신경을 쓰는 것이 중요하다.

사용 오일	가스 제거 : 캐머마일 로먼, 주니퍼 베리 통증 완화와 소화 촉진 : 마조람, 샌들우드
처방법	□ 마사지법 마조람 2방울, 캐머마일 로먼 2방울을 20ml의 캐리어 오일에 혼합해 복부에 시계 방향으로 마사지한다.

6) 머리가 아플 때

일반적으로 아기들의 두통은 주변환경에 의해 생기는 경우가 대부분이고, 감기나 기타 다른 질병에 의해 생기기도 한다.

사용 오일	캐머마일 로먼, 라벤더
처방법	□ 습포법 캐머마일 로먼 2방울이나 라벤더로 찬찜질을 한다.

7) 긴장하거나 스트레스를 받을 때

갑자기 환경이 바뀌거나 항상 조용한 집에서 지내던 아기가 사람이 많거나 시끄러운 장소에 가면 심한 스트레스를 받거나 긴장을 하게 된다. 이때 아로마 에센셜 오일을 흡입하게 하면 예민해진 아이를 진정시킬 수 있다.

사용 오일	라벤더
처방법	□ 흡입법
	라벤더 2방울을 거즈에 떨어뜨려 베개 밑에 넣고 자거나 램프확산법으로 사용한다.

8) 치통, 귀의 통증

이가 막 나기 시작하는 아기가 이를 심하게 가는 경우, 나중에 치통이 생길 수 있고, 목욕할 때 귀에 물이나 벌레, 개미 등이 귀에 들어가면 귀에 염증이나 고름이 생길 수 있다.

사용 오일	캐머마일 로먼
처방법	□ 습포법
	캐머마일 로먼 1방울로 더운찜질을 한다. 또는 희석한 캐머마일 로먼을 잇몸에 토닥거려 주거나 솜에 적셔 귀에 꽂아둔다.

9) 귀가 아프고 고름이 날 때

귀에 물이나 벌레 따위가 들어가면 염증이나 고름이 생길 수 있다. 이때 아로마 에센셜 오일을 블렌딩해서 사용하면 염증과 통증을 제거하는 효과를 볼 수 있다.

사용 오일	유칼립투스, 라벤더
처방법	□ 도포법 유칼립투스 3방울, 라벤더 1방울을 캐리어 오일 20ml에 혼합하여 그중 2방울을 솜에 묻혀 귓속을 닦아주거나 라벤더 워터로 귀 주위를 마사지한다.

10) 기침, 상기도(上氣道) 감염

아기들의 상기도 감염은 집안에서 담배를 피우는 등 공기가 탁해서 생기는 경우가 대부분이다.

사용 오일	유칼립투스, 사이프러스, 라벤더
처방법	□ 흡입법 유칼립투스 2방울을 증발기에 떨어뜨려 흡입하거나 사이프러스 1방울, 유칼립투스 1방울, 라벤더 1방울을 끓인 물 1ℓ에 떨어뜨려 흡입한다. 또는 앞의 혼합 오일 1방울을 베개 밑에 떨어뜨리거나 아로마 램프를 이용해 발산시킨다.

11) 백일해 기침

백일해는 환자의 기침이나 재채기 등 비말감염(飛沫感染)에 의해 일어나는 어린이 호흡기 전염병으로, 전염력이 강하고 경련성 기침이 나타난다. 사철 관계없이 나타나지만 특히 봄과 여름 사이에 많이 발생한다.

사용 오일	유칼립투스, 타임, 라벤더, 캐머마일 로먼, 로즈
처방법	□ 흡입법 유칼립투스 2방울, 타임 1방울, 라벤더 1방울을 물 1ℓ에 넣고 흡입한다. □ 마사지법 로즈 4방울 또는 캐머마일 로먼 4방울을 캐리어 오일 20ml와 혼합해 유아용 바디 오일을 만들어 마사지한다.

12) 기저귀 습진

아기의 연한 피부에 거친 기저귀로 마찰하거나 통풍이 잘 안 돼 발생하는 것으로, 아기의 엉덩이나 사타구니가 벌겋게 달아오른다.

사용 오일	방부 효과 : 티 트리
	진정 작용 : 샌들우드, 라벤더, 캐머마일 로먼
	세포 재생 : 라벤더
처방법	□ **습포법**
	티 트리 오일이 든 물에 적신 기저귀를 습진 부위에 대 준다.
	□ **도포법**
	라벤더 3방울, 캐머마일 로먼 2방울, 샌들우드 1방울을 30ml의 호호바 캐리어 오일에 혼합해서 엉덩이에 바른다.
	□ **세탁법**
	라벤더 2방울을 넣고 손빨래하거나 캐머마일 로먼 3방울을 넣어 세탁기로 세탁한다. 기저귀에 남아 있는 파우더가 자극이 될 수 있으므로 세탁할 때 신경 써서 세탁한다.

4 부인과 질환

1) 생리전 증후군

생리 직전이나 생리할 때 일어나는 각종 증후군 및 체내의 체액이 증가되어 일어나는 현상으로 아랫배와 유방이 부풀어오르고 정신 집중력이 떨어지며 초조해지는 증상을 말한다. 생리전 2~10일 전에 시작되어 두통, 오심 등이 나타나며 우울해지거나 난폭해지기도 한다.

사용 오일	생리 정상화 : 클라리 세이지
	체액정체 현상 해결 : 페널, 주니퍼 베리, 로즈메리, 제라늄
	감정 조절 : 네롤리, 버거못, 재스민, 로즈
	정서 안정 : 라벤더, 캐머마일 로먼, 샌들우드, 로즈
	감정 고조 : 멜리사, 클라리 세이지
처방법	▢ **흡입법**
	멜리사 1방울, 라벤더 1방울, 캐머마일 로먼 1방울을 섞어 그중 1방울을 거즈에 묻혀 심호흡하면 정서가 안정되고 두통에 좋다
	▢ **마사지법**
	클라리 세이지 5방울, 라벤더 3방울, 멜리사(또는 로즈) 1방울을 15ml의 캐리어 오일과 혼합해 어깨나 전신에 마사지한다
	▢ **목욕법**
	라벤더 9방울, 로즈 6방울을 목욕물에 떨어뜨려 사용한다.

생리전 증후군은 증상에 따라 시너지 방식이 다양하다.

· 감정 고조 증상이 두드러진 경우 : 팔마로사 3방울, 버거못 3방울, 제라늄 3방울을 혼합해 2~3방울 흡입법으로 사용한다. 마사지를 할 경우에는 여기에 캐리어 오일 15ml를 섞어 사용한다.

· 우울증 증상이 두드러지는 경우 : 로즈 2방울, 클라리 세이지 4방울, 버거못 3방울을 캐리어 오일 15ml에 섞어 마사지한다.

· 불안 증상이 두드러지는 경우 : 라벤더 5방울, 제라늄 2방울, 버거못 2방울을 캐리어 오일 15ml에 섞어 마사지한다.

· 무기력 증상이 두드러지는 경우 : 클라리 세이지 2방울, 그레이프프루트 5방울, 로즈 2방울을 캐리어 오일 15ml에 섞어 마사지한다.

2) 심한 생리통

생리통은 생리 1~2일까지 허리나 배에 통증이 느껴지는 증상으로 자궁의 경련이 원인이다. 생리통은 스트레스로 인해 악화되며 운동이나 이완으로 조절할 수 있다. 아로마 에센셜 오일을 이용할 경우 효과가 있는데 치료는 적어도 생리 10일 전부터 실시한다.

사용 오일	통증 완화와 자궁 경련 해소 : 사이프러스, 마조람, 캐머마일 로먼, 로즈 항경련, 자극, 호르몬 조절 : 클라리 세이지, 제라늄 정화, 해독 효과 : 주니퍼 베리
처방법	□ **도포법** 로즈 1방울, 캐머마일 로먼 2방울, 사이프러스 2방울, 마조람 4방울과 15ml의 캐리어 오일을 혼합해 밤에 등과 아랫배에 발라 준다. □ **마사지법** 라벤더 4방울, 캐머마일 로먼 3방울, 마조람 2방울을 캐리어 오일 15ml와 혼합해 하복부, 등허리 부위에 마사지한다 □ **습포법** 클라리 세이지 4방울, 마조람 4방울, 캐머마일 로먼 3방울을 혼합하여 허리, 배 등 하복부를 따뜻하게 습포한다. □ **목욕법** 로즈메리 6방울, 주니퍼 베리 4방울, 제라늄 2방울을 떨어뜨려 목욕을 한다.

3) 체액정체 현상으로 부기가 심할 때

체액은 모세혈관으로부터 받은 영양분을 조직세포에 공급하고, 노폐물을 임파 조직으로 내보내는 기능을 하는데, 임파 조직에서의 배수 기능이 원활하지 못하게 되면 체액이 조직에 축적되고 몸이 붓게 된다.

사용 오일	페널, 주니퍼 베리, 레몬, 페퍼민트
처방법	□ 마사지법 페널 3방울, 주니퍼 베리 8방울, 레몬 5방울, 페퍼민트 2방울에 캐리어 오일 30㎖를 혼합해 마사지한다

4) 생리 주기가 늦어질 때

생리가 예정보다 2~3일 늦어지는 것은 문제가 되지 않으나 그 주기가 심각할 정도로 길어지면 문제가 된다. 스트레스로 인한 호르몬 분비 부족, 전체적인 호르몬 불균형 등이 원인일 수 있으며 배란 장애, 자궁 내막의 이상, 내분비 장애 등 여러 원인에 의해 발생할 수도 있다.

사용 오일	클라리 세이지, 마조람, 페퍼민트, 로즈
처방법	□ 목욕법 클라리 세이지 6방울, 마조람 4방울, 페퍼민트 2방울을 떨어뜨려 골반 부분을 목욕한다. □ 습포법 클라리 세이지 2방울, 마조람 2방울, 페퍼민트 1방울을 사용해서 온습포한다. □ 질세척법 클라리 세이지 2방울, 로즈 1방울을 더운물에 떨어뜨려 사용한다.

5) 생리가 길어지고 출혈이 심할 때

자궁내막이 보통 사람보다 두꺼운 자연적인 원인에 의해 생리 출혈량이 많은 경우는 특별한 문제가 없으나 자궁 내 피임기구 사용으로 인한 부작용이나 자궁근종에 의해 발생하는 수도 있으므로 심할 경우에는 병원을 찾아가는 것이 좋다.

사용 오일	사이프러스, 프랑킨센스, 로즈
처방법	▫ **목욕법** 사이프러스 5방울, 프랑킨센스 5방울, 로즈 3방울로 골반 부분을 목욕한다. ▫ **습포법** 사이프러스 4방울, 로즈 1방울로 따뜻하게 습포한다. ▫ **질세척법** 사이프러스 2방울, 프랑킨센스 1방울, 로즈 1방울을 더운물에 떨어뜨려 세척한다.

6) 오심이나 구토증이 날 때

구토는 확실한 원인이 규명되지는 않았지만 임신 초기의 여성에게 심한 메스꺼움 증상과 함께 흔히 나타나는 증상이다.

사용 오일	페퍼민트, 멜리사, 로즈
처방법	▫ **가글링법** 페퍼민트나 멜리사 또는 로즈 2방울을 물 한 컵에 혼합하여 입속을 행군다.

7) 생리불순

생리 주기가 일정치 않거나 출혈량 및 기간이 비정상적인 경우, 생리혈의 색 등에 이상이 있을 경우를 통틀어 생리불순이라고 한다. 정신적 스트레스, 지나친 다이어트, 심한 운동 등으로 인한 일시적 호르몬 불균형이 원인일 경우에는 원래 주기를 회복하기 쉽지만 비만, 다낭성 난소 증후군, 갑상선 질환 등에 의한 생리불순일 경우에는 반드시 적절한 치료를 받도록 한다.

사용 오일	생리 양 조절 : 캐머마일 로먼, 멜리사, 로즈
	울혈 해소 : 페퍼민트, 클라리 세이지, 라벤더, 주니퍼 베리, 로즈메리
처방법	▫ 도포법
	로즈 2방울, 클라리 세이지 2방울, 라벤더 2방울, 캐머마일 로먼 3방울에 15ml의
	캐리어 오일을 혼합해 배, 등에 발라 준다.
	▫ 마사지법
	규칙적인 마사지 오일로는 로즈 3방울, 라벤더 4방울, 멜리사 2방울, 클라리 세이지
	2방울, 캐머마일 로먼 1방울에 캐리어 오일 20ml를 섞어 등, 다리, 복부에 마사지
	한다.
	▫ 목욕법
	위의 시너지 오일 중 10~15방울을 욕조에 떨어뜨려 목욕한다

8) 임신중의 건강 관리

임신했을 때는 오일을 고농도나 많은 양 사용하면 곤란하다. 페널, 재스민, 페퍼민트, 로즈, 로즈메리 등은 태아에게 해를 입힐 수 있기 때문에 특히 임신 초기 3개월 동안은 내복하거나 많은 용량으로 마사지 또는 목욕을 해서는 안 된다.

사용 오일	임신 첫달의 속쓰림 제거 : 샌들우드, 만다린
	장기 활동 회복, 우울증 해소 : 버거못, 라벤더, 프랑킨센스, 페퍼민트, 로즈
	임신중의 부종과 피로 회복 : 주니퍼 베리, 제라늄
	등과 어깨가 뻐근할 때 : 로즈메리, 라벤더
	튼살 예방 : 프랑킨센스, 몰약, 만다린
처방법	▫ 입덧이 심할 때
	코리앤더 1방울, 카더멈 1방울, 라벤더 1방울, 벌꿀 1테이블스푼을 따뜻한 물 반 컵
	에 섞어 가글링한다.
	▫ 부종
	제라늄 3방울, 사이프러스 2방울, 라벤더 4방울에 캐리어 오일 15ml를 혼합해 무릎,
	다리, 손가락, 팔 등을 마사지한다.

처방법	□등과 어깨가 뻐근할 때
	라벤더 5방울, 마조람 2방울, 로즈메리 2방울에 캐리어 오일 15ml를 혼합해 어깨,
	등허리 등을 마사지한다. 단 혈압이 높을 때는 로즈메리 사용을 삼가한다.

9) 분만 촉진

라벤더와 재스민을 혼합한 오일을 헝겊에 묻혀 배 위에 올려놓으면 출산시 자궁 수축을 깊고 강하게 해주며 그만큼 통증을 완화시킬 수 있다.

사용 오일	라벤더, 재스민, 프랑킨센스
처방법	□마사지법
	재스민 1방울, 라벤더 3방울, 프랑킨센스 3방울을 각각 또는 독자적으로 캐리어 오
	일 15ml에 배합하여 하복부에 마사지한다.

10) 산후조리

향기요법은 임신 기간 중 생기는 많은 신체적 · 정신적 변화와 분만에 유용하듯 산후 조리시에도 효과적인 보조 수단으로 이용된다. 아로마 에센셜 오일을 통해 임신과 출산으로 변화된 몸을 회복시켜주고 마음을 평화롭게 진정시키는 효과도 얻을 수 있다.

사용 오일	로즈, 라벤더, 네롤리, 클라리 세이지
처방법	□기타
	로즈, 라벤더, 네롤리, 클라리 세이지 등을 같은 비율로 혼합해 목욕법, 램프확산법,
	마사지법 등 각각의 용도에 맞게 사용한다. 단, 좌욕이나 뒷물은 금한다

11) 신생아의 방

신생아의 방에도 로즈, 재스민, 버거못 등 향이 좋은 오일을 피워주면 병원의 소독약 냄새보다 좋을 뿐 아니라 살균과 안정 효과도 얻을 수 있다.

사용 오일	라벤더, 캐머마일 로먼
처방법	□ **흡입법** 라벤더 2방울, 캐머마일 로먼 1방울을 섞어 1~2방울을 램프에 떨어뜨려 발산하면 살균, 공기 청정, 저항력 강화 등의 효과를 얻을 수 있다.

12) 폐경기 장애

40대 초반부터 50대 중반 사이에서 시작되기도 하지만 주로 50세 전후에 발생하는 폐경기 장애는 에스트로겐(estrogen)과 프로게스테론(progesteron) 호르몬 생성이 줄어듦으로 인해 발생한다. 가장 흔한 증상은 안면 홍조나 우울증 등이며, 스트레스로 인해 악화될 수 있다.

사용 오일	기본적인 오일 : 레몬, 파인, 페티그레인, 샌들우드, 라벤더, 사이프러스, 클라리 세이지, 제라늄
	호르몬 조절 : 로즈, 캐머마일 로먼, 멜리사 안면 홍조 : 클라리 세이지, 샌들우드, 페퍼민트 감정 고조 : 레몬, 버거못
처방법	□ **흡입법** 페퍼민트 1방울을 거즈에 떨려뜨려 흡입한다. 가지고 다니면서 증세가 있을 때마다 사용하도록 한다. □ **목욕법** 클라리 세이지 6방울, 로즈 4방울, 페퍼민트 4방울로 목욕한다.

처방법	□ **마사지법**
	로즈 1방울, 샌들우드 2방울, 페티그레인 3방울, 사이프러스 3방울에 15ml의 캐리어 오일을 혼합해 일주일에 1~2회 전신 마사지를 하거나 매일 어깨와 등 마사지를 한다. 우울증 증상에는 용도에 맞는 별도의 오일을 사용한다
	□ **가글링법**
	페퍼민트 1방울 또는 레몬 1방울을 반 컵의 물에 타서 입속을 행군다.

13) 골반 통증

이 질환은 부인과 질환 중 대표적인 증상 중 하나로 갑작스럽게 생기는 급성과 생리 주기에 맞춰 6개월 이상 계속되는 만성으로 구분된다.

사용 오일	제라늄, 로즈메리, 사이프러스, 클라리 세이지
처방법	□ **목욕법**
	제라늄 4방울, 로즈메리 2방울, 사이프러스 1방울, 클라리 세이지 3방울을 섞어 그중 3방울을 떨어뜨려 15분 이상 좌욕하거나 10~15방울을 욕조에 타서 목욕한다.

14) 만성 골반염

질염이나 경부염을 방치하면 자궁을 통해 나팔관이나 골반 내에 염증이 발생할 수 있다. 만성 골반염을 치료하지 않으면 불임까지도 불러일으킬 수 있으므로 적절한 치료가 필요하다.

사용 오일	진저, 로즈, 버거못
처방법	□ **목욕법**
	진저 5방울, 로즈 2방울, 버거못 8방울을 혼합해 그중 3방울을 따뜻한 물에 떨어뜨려 10분간 좌욕한다. 골반 염증이 빠르게 가라앉는 효과를 볼 수 있다.

15) 질염

건강 악화, 항생제 남용, 경구용 피임약 사용, 임신, 스트레스 등으로 인해 장내 박테리아와 병적 박테리아의 균형이 깨져 이스트 곰팡이균과 같은 칸디다균이 증식하게 되는 증상으로, 칸디다균은 질 점막에 작용하여 냄새나는 하얀 분비물과 가려움, 염증 등을 일으킨다.

사용 오일	티 트리, 프랑킨센스, 라벤더
처방법	□ **목욕법** 티 트리 3방울, 프랑킨센스 1방울을 더운물에 풀어 10분 이상 뒷물을 하거나 주니퍼 베리 2방울, 유칼립투스 2방울, 샌들우드 2방울을 섞어 그중 3방울을 더운물에 떨어뜨려 한번에 10분 정도 좌욕을 한다. 좌욕은 자주 해 주는 것이 좋다.. □ **탐폰 사용** 티 트리 2방울을 탐폰 끝에 적셔 3~4시간 동안 질 속에 삽입해 두기도 한다. 이 방법은 꼭 알레르기 테스트 후 희석해서 사용한다 □ **도포법** 프랑킨센스 2방울, 라벤더 4방울을 15ml의 캐리어 오일에 혼합해 질 바깥 부위에 바르면 곰팡이 살균 효과가 있다. 또는 주니퍼 베리 2방울, 유칼립투스 2방울, 샌들우드 2방울과 15ml의 캐리어 오일을 혼합해 방광 겉부위에 하루 2~3번씩 바른다. □ **일반적인 질염** 티 트리 3방울, 니아울리 1방울, 라벤더 1방울을 혼합해 그중 2방울을 탐폰에 묻혀 질 속에 넣거나 전신욕, 좌욕 등을 한다. □ **칸디다 감염증** 스테로이드 제재, 항생제나 피임약을 장기 복용할 경우 감염되기 쉬운 병이다. '알비칸스(albicans)'라는 이스트균의 감염으로 입, 목구멍, 소화 기관, 성기 등에 병변을 만든다. 회음부(會陰部)가 심하게 가렵거나 따갑다. 당뇨병 환자인 경우 혈당치가 높아 균에 쉽게 감염된다. 이 경우에는 캐머마일 저먼 5방울, 라벤더 5방울, 티 트리 5방울을 요구르트 100mg과 섞어 탐폰에 묻혀 질 속에 넣거나 그중 3방울을 생수와 섞어 좌욕을 실시한다. □ **트리코모나스 질염** 티 트리 3방울, 사이프러스 1방울, 라벤더 2방울, 타임 1방울을 섞어 그중 3방울로 좌욕하거나 캐리어 오일 15ml와 섞어 골반과 외음부에 마사지한다.

16) 여성 냉증

몸의 일정 부위 또는 온몸이 차고 시리며 쉽게 피로하고 추위에 민감한 반응을 보여 정상생활을 할 수 없는 경우를 말한다. 갱년기 여성이나 난소 기능이 좋지 않은 여자들이 흔히 걸리는 병으로 불면증, 피로, 빈혈 등이 나타날 수 있으며 생리통, 생리불순, 임신중독증 등이나 소화 장애 등을 일으킬 수 있다.

사용 오일	주니퍼 베리, 로즈메리, 블랙페퍼, 레몬, 진저, 타임
처방법	□ **마사지법** 클라리 세이지 3방울, 주니퍼 베리 2방울, 타임 2방울을 캐리어 오일 15ml에 섞어 하복부를 마사지한다. □ **목욕법** 레몬 10방울, 블랙페퍼 5방울, 타임 5방울을 혼합해 욕조에 떨어뜨려 반신욕을 한다. 클라리 세이지 3방울, 주니퍼 베리 2방울, 타임 2방울을 더운물에 떨어뜨려 부분욕을 한다.

5 근골격 및 통증 질환

1) 관절염

관절 부위의 염증으로 여러 가지 증상과 합병증이 오는 것을 말하며 크게 골관절염과 류머티즘성관절염으로 나뉜다. 골관절염은 운동 등으로 인해 관절에 손상을 입거나 관절이 찢어져서 오는 경우가 많으며 류머티즘은 인체의 방어 조직에 문제가 생겨 나타나는 현상이다.

사용 오일	류머티즘성관절염 치료 : 라벤더, 유칼립투스, 페퍼민트, 캐머마일 로먼, 캐머마일, 저먼, 제라늄, 로즈메리, 레몬, 타임
	골관절염 치료 : 진저, 바질, 유칼립투스, 타임, 코리앤더, 마조람, 레몬
	염증 제거 : 캐머마일 로먼, 라벤더
	부기 해소 : 주니퍼 베리, 유칼립투스, 사이프러스, 레몬, 로즈메리
	근육 이완과 통증 제거 : 마조람, 진저
	심한 통증 해소 : 캐머마일 로먼, 카제풋
처방법	□ **목욕법**
	라벤더 4방울, 로즈메리 4방울, 유칼립투스 6방울을 따뜻한 목욕물에 떨어뜨려 목욕한다. 통증이 심하면 카제풋(또는 캐머마일 로먼) 2방울을 더 추가한다.
	□ **습포법**
	위의 시너지 오일에 주니퍼 베리 3방울을 추가해 그중 10방울을 더운물에 떨어뜨린 후 깨끗한 수건을 적셔 습포한다.
	□ **마사지법**
	류머티즘성관절염에는 라벤더 7방울, 페퍼민트 5방울, 타임 6방울을 30ml의 캐리어 오일에 섞어 마사지한다. 그리고 골관절염에는 진저 6방울, 바질 5방울, 마조람 7방울을 30ml의 캐리어 오일에 섞어 마사지한다.
	□ **진흙팩**
	페퍼민트 3방울, 캐머마일 로먼 3방울, 라벤더 1방울, 1테이블스푼의 건조된 진흙을 물과 잘 섞어 팩을 한다.
	□ **기타**
	주니퍼 베리 4방울, 유칼립투스 5방울, 캐머마일 로먼 5방울, 라벤더 4방울에 캐리어 오일 30ml를 혼합해 마사지나 도포하면 진정·항염증 작용을 발휘한다. 도포는 부드럽게 하고, 마사지는 통증과 염증이 있는 관절 부위에는 하지 않는다.

2) 요통

무거운 물건을 요령 없이 들어올릴 때, 침대가 너무 딱딱하거나 부드러울 때, 평소 좋지 않은 자세를 취하거나 비만인 경우 나타나기 쉬우며, 디스크가 삐져나오거나 근육 경직 상태, 관절염, 생리통, 여성 골반염증 등 때문에 생기기도 한다. 흡연은 디스크에 산소 공급을 줄여 통증을 악화시킬 수 있으므로 금한다.

사용 오일	유칼립투스, 페퍼민트, 클로브 버드, 로즈메리
처방법	□ 습포법, 도포법 로즈메리 3방울, 클로브 버드 1방울, 유칼립투스 1방울을 혼합해 하루 2번 이상 등 허리에 습포 또는 도포한다. □ 마사지법 페퍼민트 3방울, 로즈메리 4방울, 캐머마일 로먼 2방울에 캐리어 오일 15㎖를 혼합 해 등허리에 마사지한다.

3) 좌골신경통

척추의 디스크가 삐져나와 엉덩이와 다리로 내려가는 신경을 자극해 무릎이나 발쪽에 통증이 생기는 증상을 말한다.

사용 오일	제라늄, 페퍼민트, 라벤더
처방법	□ 마사지법 제라늄 3방울, 페퍼민트 2방울, 라벤더 4방울에 캐리어 오일 15㎖를 혼합해 엉덩이, 다리, 발에 마사지한다. □ 목욕법 제라늄 6방울, 페퍼민트 4방울, 라벤더 8방울을 욕조에 떨어뜨려 목욕한다.

4) 삔 데

인대가 찢어지거나 갑자기 늘어날 경우 붓고 통증이 생길 수 있는데, 상처 부위에는 절대 마사지하지 않는다. 매일 저녁 습포하고 다음날 아침에 블랜딩 된 시너지 오일을 반복해서 도포한다.

사용 오일	진통 효과 : 마조람, 로즈메리
	진정 효과 : 라벤더
처방법	□ 도포법
	마조람 6방울, 로즈메리 3방울에 15ml의 캐리어 오일을 섞어 바른다. 또는 로즈메리 3방울, 유칼립투스 3방울, 페퍼민트 3방울을 15ml의 캐리어 오일에 섞어 사용한다.
	□ 마사지법
	위의 시너지 오일에 캐리어 오일 15ml를 섞어 마사지한다
	□ 목욕법
	위의 시너지 오일 9방울을 찬물 600ml에 떨어뜨린 후 10분 정도 삔 부위를 담근다.
	□ 습포법
	삔 부위 부분욕 후 위의 시너지 오일로 1시간 정도 상처 부위에 습포한다.

5) 근육 경련

근육 경련은 순환 장애와 칼슘 결핍이 주원인으로, 특히 밤에 장딴지 근육에 쥐가 나는 증상이 나타난다.

사용 오일	마조람, 캐머마일 로먼, 만다린, 사이프러스
처방법	□ 도포법
	마조람 4방울, 캐머마일 로먼 3방울, 만다린 2방울을 캐리어 오일 15ml에 섞어 매일 밤 한번씩 도포하다가 점차 줄여 1주일에 두 번씩 한다.
	□ 마사지법
	위의 시너지 오일로 다리 마사지를 한다.
	□ 목욕법
	마조람 7방울, 캐머마일 로먼 5방울, 만다린 3방울을 욕조에 떨어뜨려 목욕한다.

6) 근육통

전신의 근육이 여기저기 아프고 쑤시는 증세로 어깨나 등과 같은 큰 근육에서 주로 발생한다. 또 무리하게 근육을 사용했을 때도 나타난다.

사용 오일	로즈메리, 마조람, 라벤더, 주니퍼 베리, 레몬
처방법	□ **목욕법** 로즈메리 8방울, 마조람 4방울, 라벤더 6방울(또는 캐머마일 로먼 4방울)을 떨어뜨려 전신욕을 한다. □ **마사지법** 주니퍼 베리 2방울, 로즈메리 3방울, 라벤더 3방울, 레몬 1방울을 캐리어 오일 15ml에 혼합해 통증 부위에 마사지한다. □ **습포법** 캐머마일 로먼, 로즈메리 각각 2방울을 섞은 따뜻한 물에 습포용 거즈를 묻혀 물기를 짜낸 다음 통증 부위에 약 10분간 올려놓는다.

6 호흡기 장애

1) 천식

대부분의 천식 환자는 먼지, 동물의 털, 여러 가지 음식 등에 알레르기를 가지고 있는 경우가 많고 습진을 동반하기도 한다. 유전적인 경우도 있으며, 때로는 극한 감정이나 정신적 피로 등으로 유발되기도 한다. 향기요법으로 치료시 램프확산법, 흡입법 등은 갑작스런 호흡 곤란을 일으킬 수도 있으므로 조심스럽게 사용해야 한다.

사용 오일	강력한 거담 작용 : 유칼립투스, 레몬
	감염 증세 제거 : 버거못, 티 트리
	수축성 경련 해소 : 제라늄, 사이프러스, 프랑킨센스, 페널, 로즈, 클라리 세이지
처방법	◻ 마사지법
	제라늄 3방울, 사이프러스 3방울, 프랑킨센스 3방울에 캐리어 오일 15ml를 혼합해
	등, 허리, 가슴 부위를 마사지한다.

2) 기관지염

폐로 공기를 운반하는 기관지의 점막에 염증이 생겨 발생하며, 기관
지 벽에 붙어 있는 점액질 덩어리가 자극을 받아 기침을 자주 하게 된
다. 만성 기관지염의 경우 조기 사망에 이르게 하는 근원적인 병이 되
기도 한다.

사용 오일	파인, 유칼립투스, 시너먼
처방법	◻ 마사지법
	제라늄 2방울, 티 트리 2방울, 파인 4방울에 캐리어 오일 15ml를 섞어 만든 오일로
	가슴, 등 부위를 마사지해 준다. 또는 유칼립투스 2방울, 타임 2방울, 시너먼 2방울,
	레몬 3방울을 캐리어 오일 15ml에 섞어 마사지한다.
	◻ 흡입법
	티 트리 8방울, 타임 10방울, 캐머마일 로먼 7방울을 혼합해 그중 3방울을 램프에
	떨어뜨려 사용한다. 또 유칼립투스 2방울, 타임 2방울, 시너먼 2방울, 레몬 3방울을
	혼합하여 그중 2방울을 증기 흡입하는 방법도 있다.

3) 감기, 독감

감기는 세포 내에 바이러스가 번식하여 생기는 질병으로 스트레스
가 지속되거나 불규칙한 식사로 인해 면역력과 활기가 저하되었을 때

자주 걸린다. 보통 콧물, 재채기, 기침, 발열이나 목이 아픈 증세 등을 동반한다.

사용 오일	감염 예방 : 티 트리, 레몬, 버거못, 블랙페퍼 면역 기능 강화 : 라벤더, 로즈메리, 티 트리 객담 제거 : 유칼립투스, 페퍼민트, 시더우드
처방법	□ **흡입법** 페퍼민트, 유칼립투스, 로즈메리, 네롤리를 각각 1방울씩 섞어 그중 2방울을 램프에 떨어뜨려 발산시킨다. 그리고 라벤더, 유칼립투스, 시너먼 2방울씩을 끓는 물 500ml에 넣고 그 증기를 코로 들이마신다. 임신중에 사용을 금하고 어린이의 경우 분량을 1/2로 줄인다. 또는 유칼립투스 2방울, 페퍼민트 2방울, 티 트리 2방울을 섞어 그중 2방울을 거즈에 떨어뜨려 흡입하거나 8방울을 뜨거운 물에 타서 매일 저녁 흡입한다. □ **마사지법** 라벤더 3방울, 유칼립투스 3방울, 레몬 2방울, 페퍼민트 1방울을 캐리어 오일 15ml에 섞어 목 뒤, 가슴, 등, 얼굴 부위 등을 마사지한다 □ **목욕법** 라벤더 6방울, 유칼립투스 4방울, 타임 4방울을 떨어뜨려 목욕한다. □ **가글링법** 티 트리 1방울, 레몬 1방울을 100ml 물에 떨어뜨려 가글링을 한다.

4) 건성 기침

흔히 마른 기침이라고 하며 가래가 없는 건조한 기침이다. 주로 비염, 인두염, 기관지염, 폐렴 등의 초기에 발생한다.

사용 오일	유칼립투스, 라벤더, 타임
처방법	□ **마사지법** 유칼립투스 5방울, 타임 4방울에 15ml의 캐리어 오일을 혼합해 등, 가슴 부위에 마사지한다. □ **흡입법** 라벤더 3방울을 떨어뜨려 증기 흡입한다.

5) 점액성 기침

가래가 나오는 기침으로 감기, 폐렴, 기관지염, 기관지확장증, 폐결핵 등의 증상이 있을 때 나타나는데, 가래는 병이 심각해지면 많아지고 호전될수록 줄어든다.

사용 오일	유칼립투스, 타임
처방법	□ 흡입법 유칼립투스 2방울, 타임 2방울을 흡입한다

7 안과, 이비인후과 질환

1) 결막염

결막은 안구의 가장 바깥쪽에 위치하고 있기 때문에 여러 외부요인에 의해 쉽게 손상될 수 있다. 결막염 증상은 이물감, 눈물, 동통, 충혈, 분비물 등으로 흔하게 볼 수 있는 안과 질환의 하나이다.

사용 오일	캐머마일 로먼
처방법	□ 습포법 캐머마일 로먼 1방울에 30ml의 캐머마일 워터를 섞어 7시간 동안 방치했다가 커피 필터로 짜낸 후 눈 위에 습포해 준다.

2) 인후염

인두와 후두 같은 상기도 부위가 감염되어 염증이 생기고 목이 따가우며 마르고 열이 나는 증상을 보인다.

사용 오일	점액성 감염 치료 : 유칼립투스, 페퍼민트, 시더우드
	일반적인 감염증 치료 : 레몬, 제라늄, 티 트리
	인후염 치료 : 샌들우드, 클라리 세이지, 라벤더
처방법	□ 흡입법
	유칼립투스 2방울, 파인 1방울, 페퍼민트 2방울을 뜨거운 물에 떨어뜨려 20분 이상 증기 흡입한다.
	□ 습포법
	샌들우드 2방울, 레몬 2방울을 50ml의 더운물에 떨어뜨려 수건을 적신 후 잘 짜서 목 부위에 온습포한다.
	□ 마사지법
	샌들우드 2방울, 레몬 2방울에 6ml의 캐리어 오일을 혼합해 목 부위에 마사지한다.
	□ 가글링법
	샌들우드 2방울, 레몬 2방울을 반 컵의 물에 떨어뜨려 가글링을 한다.

3) 알레르기성 비염

부비강 통로에 히스타민(histamine) 반응을 일으켜 혈관이 확장되고, 점막이 부어올라 급·만성 점액 분비가 이루어지는 현상을 말한다. 증상으로는 분비물이 생기고 코 안이 충혈되며 부비강 부위나 측두부 쪽에 두통이 동반된다. 계절의 변화, 꽃가루, 먼지, 동물의 털에 의해 나타나기도 한다.

사용 오일	유칼립투스, 파인, 라벤더
처방법	□ 흡입법
	유칼립투스 2방울, 파인 2방울을 램프에 떨어뜨려 흡입한다
	□ 마사지법
	유칼립투스 3방울, 파인 3방울, 라벤더 3방울에 캐리어 오일 15ml를 섞어 가슴과 등 부위를 마사지한다.

4) 목이 붓고 아플 때

성대를 많이 사용하거나 인후 부위에 염증이 생길 경우 목이 붓고 아픈 증상이 나타나는데, 이런 증상에는 안정을 취하고 목을 쉬게 해 주어야 한다.

사용 오일	버거못, 타임, 시너먼
처방법	□ 가글링법 버거못 5방울, 타임 4방울, 시너먼 2방울을 섞어 그중 4방울을 물 반 컵에 떨어뜨려 매일 서너 차례 가글링을 한다.

5) 입속 궤양

입속에 상처가 나거나 몸이 피곤할 때, 컨디션이 좋지 않을 때, 혹은 바이러스에 의해 입속에 하얗고 작은 궤양이 생기는 증상을 말한다. 치료를 받지 않아도 10일 정도 지나면 자연스럽게 치유되지만, 식사를 할 때나 양치질을 할 때 통증을 수반한다.

사용 오일	티 트리, 레몬, 몰약, 라벤더, 제라늄
처방법	□ 도포법 티 트리 2방울, 레몬 2방울, 몰약 2방울에 캐리어 오일 10ml를 섞어 증상 부위에 발라 준다 □ 가글링법 티 트리 1방울, 제라늄 1방울, 라벤더 1방울을 반 컵의 물에 섞어 하루에 서너 차례 입을 헹군다.

6) 귀가 아프고 고름이 날 때

수영장에 다녀온 뒤나 외이도를 강하게 후비는 경우 염증이 생기기 쉽다.

사용 오일	유칼립투스, 라벤더
처방법	□ 마사지법 유칼립투스 6방울, 라벤더 1방울을 잘 혼합한 후 솜뭉치에 2방울을 묻혀 귓속을 닦아주거나 라벤더 희석액으로 귀 주변을 마사지한다.

8 피부과 질환

1) 습진

습진은 비전염성 피부 질환에 속하며 가려움, 건조, 진물, 통증, 출혈 등이 생긴다. 습진에는 알레르기 반응으로 나타나는 접촉성 습진, 감염이 되기도 하며 스트레스가 증상을 악화시키기도 하는 아토피성 습진 두 종류가 있다.

사용 오일	항염증 효과 : 캐머마일 로먼, 사이프러스 일반적인 치료 효과 : 제라늄, 라벤더 혈액 정화 : 주니퍼 베리 피부 건조 예방 : 샌들우드
처방법	□ 습포법 캐머마일 로먼 2방울, 라벤더 2방울, 제라늄 1방울을 혼합하여 발병 부위에 찬습포 한다.

처방법	□ 도포법
	피부에서 진물이 나거나 습할 때는 라벤더 4방울, 제라늄 3방울, 주니퍼 베리 2방울에 15ml 캐리어 오일을 섞어 매일 아침저녁으로 발라 준다. 피부가 건조할 때는 위의 오일에 샌들우드 1방울을 추가하거나 캐리어 오일 대신 로션을 섞은 시너지 오일을 발라 준다.
	□ 마사지법
	스트레스로 증상이 악화된 경우 라벤더 3방울, 캐머마일 로먼 3방울을 캐리어 오일 10ml에 섞어 어깨, 목 부위를 마사지하면 효과가 있다.
	□ 스팀법
	사이프러스 2방울, 제라늄 1방울을 스티머에 떨어뜨려 얼굴에 10~15분간 쏘인다. 특히 아토피성 습진일 경우에 사용하면 좋다.

2) 모세혈관 확장증

알코올이나 커피를 많이 마시거나 강한 태양과 바람에 노출되면 실핏줄이 파열되어 얼굴이 붉어지는 현상이 나타날 수 있다. 모세혈관 확장증은 각질층이 얇은 사람에게서 많이 나타나는 증상이다.

사용 오일	라벤더, 제라늄, 사이프러스
처방법	□ 마사지법
	라벤더 2방울, 제라늄 5방울, 사이프러스 2방울을 로즈힙 10방울과 아몬드 오일 15ml로 희석하여 마사지한다.

3) 여드름

피지 때문에 땀구멍이 막혀 표피층이 황화물로 변해 산소와 결합하면 피부를 변색시켜 여드름 된다. 여드름은 호르몬 불균형, 잘못된 식습관 등이 피지 생산에 영향을 주어 생기며 스트레스로 악화될 수 있다.

사용 오일	피지 조절과 혈액 정화 : 주니퍼 베리, 레몬, 시더우드
	살균 효과 : 라벤더, 카제풋, 제라늄
	염증의 진정 효과 : 캐머마일 로먼, 페티그레인
처방법	□ **목욕법**
	주니퍼 베리 2방울, 시더우드 2방울을 반 컵의 물과 섞어 솜뭉치에 적셔 2시간 간격
	으로 피부를 닦아내고, 밤에는 이 시너지 오일로 목욕을 한다.
	□ **스팀법**
	캐머마일 로먼 2방울, 주니퍼 베리 1방울을 스티머에 떨어뜨리고 10~15분간 얼굴
	에 쏘인다. 이때 눈은 꼭 감는다.
	□ **도포법**
	레몬 3방울, 페티그레인 3방울, 시더우드 3방울에 15ml의 호호바 오일을 섞어 여드
	름이 있는 얼굴과 목에 바른다.

4) 알레르기성 피부염

알레르기성 피부염은 공해, 약물, 화학 물질 등 다양한 원인들에 의해 발생할 수 있다. 치료시에는 특히 알레르기가 되는 원인을 제거하고 식습관을 바로잡는 데 신경을 써야 한다.

사용 오일	사이프러스, 제라늄, 캐머마일 로먼, 멜리사
처방법	□ **마사지법**
	사이프러스 5방울, 제라늄 4방울을 아몬드 오일 15ml로 희석해서 마사지한다.
	□ **스팀법**
	캐머마일 로먼 1방울, 멜리사 1방울, 라벤더 1방울을 스티머에 떨어뜨려 10~15분
	간 얼굴에 쏘인다.

5) 헤르페스

피부에 작은 물집이 생기다가 터져 딱지가 앉는 헤르페스는 바이러스에 의해 발생한다. 몸의 저항력이 떨어져 있을 때, 피곤할 때, 스트레스가 쌓였을 때 발현되며 발열이나 생리전 증후군으로 인해 나타나기도 한다. 공기 감염, 수건 접촉, 피부 접촉, 성교 등에 의해 옮겨지기도 한다.

사용 오일	항바이러스 작용 : 제라늄, 티 트리, 레몬
	항바이러스 방부 효과 : 유칼립투스, 라벤더
처방법	□ 도포법
	제라늄 3방울, 레몬 1방울, 캐머마일 저먼 2방울, 티 트리 3방울, 라벤더 2방울을 섞어 그중 2방울을 면봉에 적셔 증상 부위에 바른다.
	□ 마사지법
	레몬 3방울, 유칼립투스 3방울, 제라늄 3방울에 칼렌듈라(calendula) 캐리어 오일 15ml를 섞어 마사지한다.

6) 무좀

백선균이라는 곰팡이가 손과 발 등에 침범하여 생기며, 발에 땀을 많이 흘리는 사람에게서 발병하기 쉽다. 발가락 사이가 두꺼워지고 습기가 차게 되면 곰팡이에 감염되어 무좀균이 번식하게 된다. 가려움증과 건조증이 생기다가 갈라지고 벗겨지게 된다.

사용 오일	유칼립투스, 라벤더, 티 트리
처방법	□ 목욕법
	유칼립투스 2방울, 라벤더 3방울, 티 트리 2방울을 더운물에 섞어 매일 저녁 10분간 발목욕을 한다. 끝난 후에는 수건으로 닦지 말고 그냥 말린다.
	□ 도포법
	유칼립투스 2방울, 라벤더 3방울, 티 트리 2방울에 칼렌듈라 캐리어 오일 10ml를 섞어 발가락 사이 무좀 부위에 바른다.

처방법	□ 습포법
	위의 시너지 오일을 더운물에 섞어 습포한 후 랩으로 싸서 양말을 신고 잔다. 이 방법을 발 목욕과 번갈아 실시하면 효과가 있다.

7) 비듬

가루로 된 건조한 비늘조각이나 기름기 많은 비늘이 두피와 머리카락을 강하게 자극하는 증상으로, 가려움 때문에 긁으면 피가 나고 감염이 된다.

사용 오일	기름진 비듬 : 주니퍼 베리, 시더우드, 로즈메리, 레몬
	건조하고 갈라진 모발 : 라벤더, 제라늄, 샌들우드
처방법	□ 도포법
	건성 두피에는 라벤더 7방울, 제라늄 7방울, 샌들우드 4방울에 30ml의 캐리어 오일을 섞어 사용한다. 지성 두피에는 시더우드 8방울, 로즈메리 5방울, 레몬 5방울에 30ml의 캐리어 오일을 섞어 사용한다. 오일을 두피에 바른 상태로 짧게는 2시간, 길면 밤새도록 놓아둔다. 그 다음 샴푸와 린스를 하고 마지막으로 물에 위의 시너지 오일을 풀어 행군다. 처음에는 매일 하다가 증상이 좋아지면 일주일에 두 번으로 줄인다.
	만약 두피가 가렵고 벌겋게 되면 제라늄 2방울, 라벤더 2방울, 주니퍼 베리 3방울, 샌들우드 1방울을 15ml의 캐리어 오일에 섞어 염증 부위에 바르고 밤새도록 놓아둔다. 다음날 아침 부드러우면서도 향수가 안 섞인 샴푸로 씻어낸다. 2~3일 동안 치료한 후 증세가 좋아지면 사용 횟수를 줄인다.

8) 탈모

탈모는 스트레스, 갑작스런 쇼크, 출산 후, 질병 후, 약물 부작용, 알레르기 등이 원인이다. 그 밖에도 유전이나 생활 습관, 식습관에도 영향을 받는다.

사용 오일	두피 자극 : 로즈메리, 일랑일랑
	탈모 방지 : 라벤더, 시더우드
처방법	□ 마사지법
	로즈메리 3방울, 일랑일랑 3방울, 시더우드 2방울, 보드카 1/2티스푼을 섞은 후 30ml의 네롤리 워터 또는 멜리사 워터에 희석해 사용한다. 탈모 부위에 오일을 몇 방울 떨어뜨린 후 2분간 마사지한다. 특히 밤에 두피에 부드러운 마사지를 해주면 스트레스까지 해소된다.

9) 두드러기, 발진, 피부염

두드러기, 발진, 피부염은 가려움을 동반한 피부병으로 원인이 불명확하고 재발하는 경향이 있으며 형태와 양상이 매우 다양하다.

사용 오일	라벤더, 제라늄, 주니퍼 베리, 캐머마일 로먼
처방법	□ 도포법
	라벤더 4방울, 제라늄 4방울, 주니퍼 베리 1방울에 15ml의 캐리어 오일을 섞어 사용한다.
	□ 목욕법
	캐머마일 로먼 6방울, 라벤더 6방울, 제라늄 3방울을 떨어뜨려 목욕한다.

9 비뇨기과 질환

1) 전립선 질환

전립선 질환에는 전립선염, 전립선 비대증, 전립선암 등이 있다. 전립선 비대증은 성호르몬의 양적 변화로 노년기에 흔히 생기는 질환이고, 전립선염은 비뇨기 감염이나 성병 또는 혈액선 감염으로 인해 전립선에 염증이 생기는 질환이다.

사용 오일	**일랑일랑, 파인**
처방법	**□목욕법** 라벤더 5방울, 파인 3방울, 캐머마일 저먼 3방울을 혼합해 그중 4~8방울로 좌욕을 한다. 또한 위의 오일에 캐리어 오일을 20ml 섞어 전신욕을 한다. **□마사지법** 라벤더 4방울, 사이프러스 6방울, 유칼립투스 6방울, 타임 2방울을 30ml의 캐리어 오일에 섞어 하복부, 엉덩이, 고환 부위에 마사지한다.

2) 방광염

방광염은 음식에서 온 자극성 독성물질로 염증이 생기거나 성교로 인해 감염되기도 한다. 임질균도 한 원인이며 출산, 약물의 부작용으로도 염증이 발생할 수 있다. 여성이 남성보다 요도가 짧기 때문에 감염이 잘 된다.

사용 오일	항염, 항박테리아 작용 : 유칼립투스, 시너먼, 캐머마일 로먼
	방부 효과 : 버거못, 카제풋, 유칼립투스, 파인, 샌들우드
	해독 작용 : 주니퍼 베리
처방법	**□마사지법** 바질 3방울, 라벤더 3방울, 파인 3방울에 캐리어 오일 15ml를 섞어 방광 부위를 마사지한다. **□목욕법** 유칼립투스 5방울, 시너먼 2방울, 니아울리 5방울를 섞거나 로즈메리 5방울, 버거못 5방울, 샌들우드 5방울을 섞어 더운물에 떨어뜨려 골반 부위를 목욕한다.

3) 성기능 장애

성기능 장애의 원인은 과거와 현재에 대한 불안, 스트레스, 긴장, 부부 갈등 등과 같은 정신적인 원인이 많다. 향으로 뇌를 자극하거나 피부를 자극하는 향기요법을 이용하면 기대 이상의 효과를 볼 수 있다.

사용 오일	성 활동 자극 : 카더멈, 시너먼, 코리앤더, 블랙페퍼, 사이프러스, 주니퍼 베리 성 호르몬 자극 : 재스민, 샌들우드 진정·안정 작용 : 클라리 세이지, 네롤리, 파출리, 로즈, 일랑일랑 성적 흥분 감소 : 마조람, 라벤더
처방법	**□ 흡입법** 일랑일랑 4방울, 네롤리 2방울, 버거못 1방울을 섞어 그중 3~5방울을 램프에 떨어뜨려 사용한다. 또는 샌들우드 5방울, 재스민 2방울을 섞거나 로즈 2방울, 샌들우드 2방울, 파출리 5방울을 섞어 그중 3~5방울을 이용해 흡입한다. **□ 목욕법** 일랑일랑 8방울, 샌들우드 4방울, 블랙페퍼 2방울, 카더멈 2방울을 섞거나 재스민 12방울, 버거못 6방울을 목욕물에 떨어뜨려 목욕한다. **□ 마사지법** 샌들우드 4방울, 재스민 2방울, 일랑일랑 2방울, 로즈 1방울을 캐리어 오일 15ml에 혼합해 등, 하복부, 가슴, 엉덩이 등에 마사지한다.

10 소화기와 간장 질환

1) 소화불량

음식이 소화되는 과정에서 위나 장 속의 수소, 질소, 메탄 가스가 발생하여 생기는 현상인데, 이를 치료하기 위해 제산제나 완화제를 함부로 복용하면 만성이 될 우려가 있다.

사용 오일	**클로브 버드, 바질, 페퍼민트, 카더멈, 진저**
처방법	□ **목욕법** 카더멈 3방울, 페퍼민트 6방울을 목욕물에 섞어 사용한다. □ **마사지법** 위의 시너지 오일에 캐리어 오일 15ml를 혼합하여 시계 방향으로 원을 그리면서 복부 마사지를 한다.

2) 변비

변비는 저섬유질, 고지방, 고당분 등의 음식을 섭취하거나 불규칙적인 배설 습관, 운동 부족 등으로 생기기 쉽다.

사용 오일	**소화 촉진 : 캐머마일 로먼, 페티그레인, 블랙페퍼, 만다린, 로즈메리** **스트레스 감소 : 마조람, 라벤더**
처방법	□ **마사지법** 마조람 4방울, 로즈메리 3방울, 캐머마일 로먼 2방울에 15ml의 캐리어 오일을 하복부와 등에 시계 방향으로 마사지한다. 또는 로즈메리 3방울, 레몬 4방울, 페퍼민트 2방울에 캐리어 오일 15ml를 섞어 복부에 마사지한다. □ **목욕법** 로즈메리 9방울, 레몬 6방울, 페퍼민트 3방울을 섞어 욕조에 떨어뜨려 목욕을 한다.

3) 위궤양, 십이지장궤양, 식도궤양, 궤양성 대장염

위장에 장애가 생기면 통증, 혈변, 열, 소화불량, 신트림, 복부 팽만감 등의 증상이 나타난다. 스트레스, 자극적인 음식, 담배, 알코올, 기생충 등이 주원인이며, 아스피린, 스테로이드 제재 등을 과다 복용해도 궤양을 일으킬 수 있다. 심할 경우에는 출혈과 위벽, 복막 등에 구멍이 생길 수 있다.

사용 오일	스피어민트, 페퍼민트, 라벤더, 진저, 카더멈, 코리앤더
처방법	□ 마사지법 페퍼민트 3방울, 카더멈 2방울, 코리앤더 2방울, 진저 2방울에 캐리어 오일 15ml를 섞어 복부에 마사지한다. □ 기타 스피어민트 6방울, 라벤더 2방울, 진저 2방울, 사이프러스 2방울을 섞은 물을 이용해 습포하거나 욕조에 넣고 목욕을 한다.

4) 설사

설사는 박테리아, 바이러스에 감염된 식품, 음식이나 약품에 의해 발병할 수도 있지만, 두려움과 같은 감정 상태, 스트레스에 의해 생기기도 한다.

사용 오일	건성, 수렴성 오일 : 사이프러스, 주니퍼 베리, 제라늄, 레몬 박테리아 살균 효과 : 티 트리 이완 작용 : 샌들우드, 캐머마일 로먼, 마조람 진정 작용 : 샌들우드 통증 완화 작용 : 페퍼민트, 로즈메리
처방법	□ 목욕법 제라늄 6방울, 주니퍼 베리 6방울, 페퍼민트 4방울을 목욕물에 섞어 사용한다. □ 마사지법 티 트리 3방울, 페퍼민트 3방울, 제라늄 1방울, 샌들우드 2방울을 15ml의 캐리어 오일이나 로션에 섞어 하복부와 등 쪽에 시계 방향으로 문질러 마사지한다. 이 처방은 수렴제, 안정액으로 사용한다. 또는 캐머마일 로먼 3방울, 라벤더 3방울, 티 트리 2방울에 캐리어 오일 15ml를 혼합해 복부 전체를 마사지한다. □ 기타 캐머마일 로먼 1방울, 라벤더 3방울, 유칼립투스 2방울을 혼합해 램프 확산시키거나 습포한다.

5) 과민성대장증후군

대장 운동기능의 장애로 인해 복통, 변비 및 설사, 복부 팽만감 등의 증상이 나타나는 질환이다. 소화기 증상으로 병원을 찾는 환자 대부분이 이런 증후군을 갖고 있으며 정신적인 스트레스나 피로, 식품 등이 원인이기 때문에 생활습관과 식습관을 바꾸지 않으면 개선하기 어렵다.

사용 오일	캐머마일 로먼, 마조람, 라벤더, 페티그레인, 클라리 세이지, 제라늄, 네롤리
처방법	□ 습포법 캐머마일 로먼 2방울, 라벤더 8방울, 마조람 2방울로 습포한다. □ 마사지법 네롤리 2방울, 클라리 세이지 2방울, 라벤더 4방울, 제라늄 1방울에 아몬드 오일 15ml를 섞어 마사지한다.

6) 속쓰림

속쓰림은 소화불량의 한 증상으로, 위산이 위에서부터 가슴으로 올라와 가슴 중간이 당기고 타는 듯한 통증을 느끼게 된다. 과식, 감정 장애, 잘못된 식습관 등으로 인해 생기며, 임산부나 비만 여성에게 많이 나타난다.

사용 오일	소화 촉진 : 페퍼민트, 레몬
	이완 작용 : 샌들우드
처방법	□ 마사지법 레몬 2방울, 페퍼민트 3방울, 샌들우드 4방울을 캐리어 오일 15ml에 혼합해 가슴뼈, 명치에 압력을 가하며 시계 방향으로 마사지한다. 또는 유칼립투스 2방울, 페퍼민트 3방울, 라벤더 1방울을 캐리어 오일 10ml에 섞어 마사지한다.

7) 오심

  지방성 음식을 과잉 섭취하거나 냄새, 스트레스 등으로 인해 나타나는 구역질 증상이다. 여행할 때나 임신 초기에 주로 나타난다.

사용 오일	신경성 오심 : 샌들우드, 라벤더, 로즈
	불건강한 식생활로 인한 오심 : 시너먼, 블랙페퍼
	입덧 진정 : 만다린
	멀미 진정 : 캐러웨이, 진저, 페퍼민트
	현기증 치료 : 멜리사
처방법	□ 도포법
	페퍼민트 4방울, 블랙페퍼 3방울, 로즈 2방울에 캐리어 오일 15ml를 혼합하여 복부에 마사지하면 음식으로 인한 오심을 예방할 수 있다. 또는 페퍼민트 5방울, 캐러웨이 4방울에 캐리어 오일 15ml를 혼합하여 가슴과 상복부 부위에 바르면 여행 전 멀미 예방에 효과가 있다.
	□ 흡입법
	페퍼민트 5방울, 진저 4방울을 섞어 그중 2방울을 거즈에 떨어뜨리거나 페퍼민트와 라벤더를 각각 1방울씩 거즈에 떨어뜨려 깊이 세 번 흡입해도 효과가 있다.

8) 간경화증

  간경화증은 간세포가 기능을 잃고 파괴되어 간이 딱딱하게 굳으면서 오므라드는 현상이다. 간은 1차적으로 스트레스로 인해 호르몬이 과잉 분비되는 것을 조절하는 기능을 하기 때문에 간에 이상이 생기면 기분 저조, 우울증 등과 같은 정신적 증상을 동반할 수도 있다.

사용 오일	타임, 레몬, 캐머마일 로먼, 라벤더, 프랑킨센스
처방법	□ 마사지법
	캐머마일 로먼 3방울, 라벤더 3방울, 프랑킨센스 1방울, 로즈 1방울, 레몬 1방울에 아몬드 오일 15ml과 칼렌둘라 2ml를 섞어 오른쪽 상복부를 중심으로 마사지한다.

처방법	□ 기타
	타임 4방울, 레몬 2방울을 섞어 그중 2방울을 흡입하거나 램프에 3~5방울 떨어뜨려 확산시킨다. 그리고 10~15방울 정도를 욕조에 떨어뜨려 목욕을 하는 것도 좋다.

9) 담낭염과 담석증

담즙은 콜레스테롤, 담즙염, 레시틴 등으로 구성되어 있는데 염증이 생기면 담석이 형성된다. 담석은 아무런 증세를 일으키지 않는 경우도 있으나 담석이 담즙관의 통로를 막게 되면 담낭염을 의심해봐야 한다.

사용 오일	페퍼민트, 로즈메리, 파인
처방법	□ 마사지법
	페퍼민트 2방울, 파인 3방울, 로즈메리 1방울에 캐리어 오일 10ml를 혼합하여 오른쪽 늑골 아래 부위를 마사지한다.

11 신경정신과 질환

1) 우울증

우울증은 일시적인 슬픔에서 우울한 감정, 실망감, 고통, 고난, 수면 불규칙, 식욕 변화, 전신 피로, 자살 충동까지 다양한 증세를 보이며 이런 증세가 2주 이상 계속되면 의학적 처방이 필요하다.

사용 오일	클라리 세이지, 캐머마일 로먼, 제라늄, 라벤더, 로즈, 샌들우드, 일랑일랑
처방법	□ **목욕법** 클라리 세이지 6방울, 제라늄 4방울, 일랑일랑 2방울을 떨어뜨려 목욕한다. 또는 제라늄 4방울, 네롤리 2방울, 캐머마일 로먼 4방울을 떨어뜨려 목욕한다. □ **마사지법** 라벤더 4방울, 제라늄 4방울, 캐머마일 로먼 2방울을 15ml의 캐리어 오일에 섞어 등과 목 뒤, 어깨 등을 마사지한다. □ **흡입법** 클라리 세이지 4방울, 로즈 2방울을 섞어 그중 2~3방울을 아침저녁으로 램프에 떨어뜨려 흡입하거나 샌들우드 2방울을 추가하여 증기 흡입한다.

2) 불면증

불안, 긴장, 과잉 자극, 잘못된 식생활 습관 등이 불면증의 원인이 될 수 있으며, 소화가 다 되기 전에 잠자리에 드는 경우에도 나타날 수 있다.

사용 오일	안정, 진정 효과 : 사이프러스, 라벤더, 캐머마일 로먼 소화 촉진 : 마조람, 레몬 숙면 효과 : 주니퍼 베리, 로즈, 일랑일랑, 샌들우드
처방법	□ **흡입법** 라벤더 3방울, 캐머마일 로먼 2방울을 섞어 그중 1방울을 거즈에 떨어뜨려 깊이 3번 흡입한다. 또는 라벤더 3방울, 일랑일랑 3방울, 캐머마일 로먼 2방울을 섞거나 클라리 세이지 3방울, 베티버 2방울, 마조람 2방울, 라벤더 2방울을 혼합한 시너지 오일 중 3~5방울을 램프에 떨어뜨려 발산시킨다 □ **목욕법** 위의 흡입법에서 사용한 시너지 오일 중 한 가지를 택해 목욕을 해도 효과적이다.

처방법	□ 마사지법
	버거못 3방울, 라벤더 3방울, 캐머마일 로먼 3방울을 15ml의 캐리어 오일에 혼합하여 얼굴, 어깨 또는 전신에 마사지한다. 또는 라벤더 3방울, 일랑일랑 3방울, 캐머마일 로먼 3방울과 캐리어 오일 15ml를 섞어 목 뒤, 어깨에 마사지한다

3) 두통

두통은 기질적인 장애로 인한 원인 이외에 긴장성 스트레스, 과로, 근육 긴장, 부비강 충혈, 생리, 영양 결핍, 음식 알레르기, 안과, 이비인후과, 치과 질환의 영향으로 발생한다.

사용 오일	통증 해소 : 라벤더, 마조람 부비강 충혈 해소 : 유칼립투스, 페퍼민트 생리로 인한 두통 해소 : 클라리 세이지
처방법	□ 흡입법 마조람 2방울, 라벤더 2방울, 페퍼민트 2방울을 혼합하여 그중 1방울을 거즈에 떨어뜨려 흡입한다. 편두통에는 멜리사를 1방울 추가하여 깊게 3번 흡입한다. □ 마사지법 라벤더 2방울을 손가락에 묻혀 관자놀이, 귀 뒤, 목 뒤를 2번 이상 문지르는데, 이때 눈에 들어가지 않도록 주의한다. 또는 라벤더 3방울, 유칼립투스 3방울을 10ml의 캐리어 오일에 혼합하여 이마, 귀 뒤, 양쪽 눈가, 어깨, 목 등을 마사지한다. □ 목욕법 마조람 4방울, 캐머마일 로먼 4방울, 라벤더 4방울을 목욕물에 떨어뜨려 사용한다.

4) 편두통

편두통은 심한 통증이 부분적으로 2~3일 지속되며 오심, 구토 등의 증상을 보인다.

사용 오일	멜리사, 로즈메리, 라벤더, 캐머마일 로먼, 제라늄, 레몬, 페퍼민트
처방법	□ **마사지법** 제라늄 1방울, 레몬 2방울, 라벤더 3방울에 캐리어 오일 10ml를 섞어 관자놀이, 이 마, 뒷목, 어깨 등을 마사지한다. □ **흡입법** 라벤더 3방울, 캐머마일 로먼 1방울을 섞어 그중 1방울을 거즈에 떨어뜨려 흡입하거 나 마조람 2방울, 라벤더 2방울, 페퍼민트 2방울, 멜리사 1방울을 섞어 그중 3~5방 울을 램프에 떨어뜨려 발산시킨다.

5) 정신적 피로

과로, 지나친 걱정, 많은 생각, 나쁜 근무 조건이나 나쁜 공기, 비타민 결핍, 스트레스 등으로 인해 발생할 수 있다.

사용 오일	로즈메리, 클라리 세이지, 주니퍼 베리
처방법	□ **흡입법** 로즈메리 오일을 거즈에 1~2방울 떨어뜨린 후 셔츠 안쪽에 넣고 다니거나 꺼내서 흡입한다. □ **마사지법** 클라리 세이지 3방울, 주니퍼 베리 2방울, 로즈메리 4방울을 혼합한 후 15ml의 캐 리어 오일에 섞어 등과 어깨에 마사지한다.

6) 스트레스

지나치게 스트레스를 받게 되면 불안증을 비롯해 건강이 악화되기 쉬우며 위궤양, 심장병 등이 올 수 있다.

사용 오일	로즈, 네롤리, 클라리 세이지, 제라늄, 캐머마일 로먼, 주니퍼 베리, 라벤더, 샌들우드, 마조람, 일랑일랑
처방법	□ **흡입법** 　라벤더 4방울을 램프로 증발시키거나 1방울을 거즈에 떨어뜨려 흡입한다. □ **목욕법** 　제라늄 4방울, 라벤더 4방울, 샌들우드 4방울, 일랑일랑 2방울을 이용해 목욕한다. □ **마사지법** 　라벤더 3방울, 캐머마일 로먼 3방울, 샌들우드 2방울, 일랑일랑 1방울, 캐리어 오일 15ml를 혼합해 어깨 또는 전신을 마사지한다.

7) 자폐증

　자폐증은 자신의 세계 속에 갇혀 사는 것이 특징이며, 대화가 불가능하고 대인관계 형성이 어렵다. 발병 원인이 밝혀지지는 않았으나 구리, 철, 수은, 납 성분으로 인한 오염이 원인인 것으로 추정하고 있다.

사용 오일	버거못, 코리앤더, 제라늄, 라벤더, 진저, 네롤리, 그레이프프루트, 팔마로사, 사이프러스, 로즈메리, 카더멈
처방법	□ **마사지법** 　버거못 4방울, 제라늄 2방울, 클라리 세이지 3방울을 15ml의 캐리어 오일에 섞어 등, 복부, 목 뒤, 얼굴 등을 마사지하면 불안, 두려움 해소에 효과적이다.

부록

증상 및 질환별 아로마 케어 시스템

심장혈관 장애

증세	방법	블렌딩 용량(방울)	사용량	비고
빈혈	흡입	캐머마일 로먼 2, 라벤더 1, 제라늄 1	2~3방울	램프확산
	마사지	사이프러스 10, 로즈메리 5, 레몬 3, 캐리어 오일 30ml		부분 또는 전신
동맥경화	마사지	레몬 10, 타임 2, 주니퍼 베리 6, 캐리어 오일 30ml		왼쪽 가슴, 등, 뒷목
	목욕	레몬 10, 블랙페퍼 5, 타임 5	10~15방울	
정맥류 .	도포	사이프러스 3, 샌들우드 2, 페퍼민트 1, 캐리어 오일 10ml		아침저녁 손바닥으로 발목에서 장딴지를 향한 마사지
	습포	사이프러스 3, 로즈메리 3, 페퍼민트 2		찬습포
	마사지	제라늄 7, 사이프러스 2, 캐리어 오일 15ml		
치질	목욕	파출리 2, 몰약 10, 사이프러스 5		하루 2번 좌욕
	도포	사이프러스 2, 제라늄 2, 페퍼민트 2, 윗점 30ml		
혈압이 높을 때	흡입	클라리 세이지 1, 라벤더 1, 버거못 2	2~3방울	램프확산
	목욕	마조람 5, 일랑일랑 5		1주일에 2번
		클라리 세이지 1, 라벤더 1, 버거못 2		
	도포	마조람 3, 일랑일랑 3, 캐리어 오일 10ml		가슴, 발바닥(매일)
	마사지	주니퍼 베리 2, 클라리 세이지 2, 레몬 4, 일랑일랑 1, 캐리어 오일 15ml		가슴, 배, 등
		클라리 세이지 2, 라벤더 2, 버거못 5, 캐리어 오일 15ml		가슴, 배, 등
혈압이 낮을 때	마사지	로즈메리 3, 블랙페퍼 2, 캐리어 오일 10ml		
		사이프러스 4, 로즈메리 5, 레몬 3, 캐리어 오일 20ml		
	목욕	로즈메리 3, 블랙페퍼 3		램프확산으로도 이용
		사이프러스 4, 로즈메리 5, 레몬 3		
협심증, 심장 두근거림	마사지	진저 3, 유칼립투스 3, 페퍼민트 2, 너트메그 1, 캐리어 오일 15ml		왼쪽 앞가슴, 어깨, 등
	목욕	라벤더 2, 캐머마일 로먼 2		램프확산, 습포
	흡입	네롤리 1		코로 깊이 들이 쉼
		라벤더 2, 캐머마일 로먼 1, 제라늄 2	1방울	거즈 이용
		네롤리 1, 라벤더 2, 일랑일랑 1	1방울	거즈 이용
	마사지	네롤리 4, 라벤더 3, 일랑일랑 2, 캐리어 오일 15ml		목, 가슴, 등
		라벤더 4, 캐머마일 로먼 3, 레몬 2, 캐리어 오일 15ml		매일 밤 가슴에
부종	마사지	주니퍼 베리 3, 사이프러스 2, 라벤더 4, 캐리어 오일 15ml		허벅지, 등, 배
	습포	(생리전 부종)캐머마일 로먼 3, 주니퍼 베리 3, 라벤더 2, 사이프러스 2		생리전 1주간 매일 밤 복부와 가슴에

내분비대사 장애

증세	방법	블렌딩 용량(방울)	사용량	비고
혈당치 높아졌을 때	목욕	제라늄 5, 진저 2		15분간 족욕, 전신욕
	흡입	제라늄 5, 진저 2	2~3방울	램프확산
	마사지	라벤더 5, 제라늄 5, 진저 3, 유칼립투스 5, 캐리어 오일 30ml		전신
		제라늄 3, 진저 3, 사이프러스 3, 캐리어 오일 15ml		부분 마사지
혈당치 낮아졌을 때	흡입	라벤더 5, 그레이프프루트 5, 코리앤더 2	3~5방울	램프확산
	목욕	라벤더 5, 그레이프프루트 5, 코리앤더 2	10~15방울	
	마사지	라벤더 5, 그레이프프루트 5, 코리앤더 2, 캐리어 오일 20ml		전신, 등 마사지
갑상선 이상 있을 때	마사지	진저 2, 사이프러스 2, 라벤더 2, 캐리어 오일 10ml		갑상선 부위를 피해 전신 마사지

소아과 질환

증세	방법	블렌딩 용량(방울)	사용량	비고
보채고 잠 안 잘 때	마사지	캐머마일 로먼 2, 라벤더 2를 블렌딩해, 그중 1방울을 캐리어 오일 5ml와 혼합		
목욕시 피부 보호	목욕	캐머마일 로먼 2, 로즈 1, 벌꿀 2테이블스푼		
감기	목욕	목욕타임 2, 티 트리 2, 유칼립투스 1, 레몬 3		
	흡입	타임 1, 티 트리 1, 라벤더 1, 페퍼민트 1		증기 흡입
		타임 1, 페퍼민트 1, 유칼립투스 1, 클로브 버드 1	1방울	거즈 흡입
	마사지	레몬 1, 유칼립투스 2, 라벤더 3, 캐리어 오일 30ml		가슴, 목, 이마, 코, 턱
배 아플 때	습포	캐머마일 로먼 2		더운 습포
	마사지	마조람 2, 캐머마일 로먼 2, 캐리어 오일 20ml		수분간 시계 방향 으로 배 마사지
기저귀 습진	도포	라벤더 3, 캐머마일 로먼 2, 샌들우드 1, 캐리어 오일 30ml		엉덩이에 도포

부인과 장애

증세	방법	블렌딩 용량(방울)	사용량	비고
생리전 증후군	흡입	라벤더 1, 캐머마일 로먼 1, 멜리사 1	1방울	거즈 이용
	마사지	클라리 세이지 5, 라벤더 3, 멜리사 1, 캐리어 오일 15ml		어깨, 전신
	목욕	라벤더 9, 로즈 6		
생리통이 심할 때	마사지	라벤더 4, 캐머마일 로먼 3, 마조람 2, 캐리어 오일 15ml		하복부, 등, 허리
	습포	클라리 세이지 4, 마조람 4, 캐머마일 로먼 3		허리, 배, 하복부 등에 더운 습포
	목욕	로즈메리 6, 주니퍼 베리 4, 제라늄 2		
체액정체 현상으로 부기 심할 때	마사지	페널 3, 주니퍼 베리 8, 레몬 5, 페퍼민트 2, 캐리어 오일 30ml		
생리 주기가 늦어질 때	목욕	클라리 세이지 6, 마조람 4, 페퍼민트 2		골반, 질 부분욕
	습포	클라리 세이지 2, 마조람 2, 페퍼민트 1		더운 습포
생리가 길어 지고 출혈이 심할 때	목욕	사이프러스 5, 프랑킨센스 5, 로즈 3		골반욕
		사이프러스 2, 프랑킨센스 1, 로즈 1		질 세척
	습포	사이프러스 4, 로즈 1		더운 습포
오심이나 구토증	가글링	페퍼민트 또는 로즈 2방울, 물 1잔		
생리불순	도포	로즈 2, 클라리 세이지 2, 라벤더 2, 캐머마일 로먼 3, 캐리어 오일 15ml		배와 등에 도포
	목욕	로즈 2, 클라리 세이지 2, 라벤더 2, 캐머마일 로먼 3	10~15방울	
	마사지	로즈 3, 라벤더 4, 클라리 세이지 2, 캐머마일 로먼 1, 멜리사 2, 캐리어 오일 20ml		등, 다리, 복부
임신선, 튼살	마사지	프랑킨센스 5, 몰약 3, 라벤더 6, 제라늄 4, 캐리어 오일 30ml		임신 4개월부터 아침저녁으로
입덧심할 때	가글링	코리앤더 1, 라벤더 1, 카더멈 1, 벌꿀 1테이블스푼		따뜻한 물 100ml
부을 때	마사지	제라늄 3, 사이프러스 2, 라벤더 4, 캐리어 오일 15ml		무릎, 다리, 손가락, 팔
등, 어깨 뻐근할 때	마사지	라벤더 5, 마조람 2, 로즈메리 2, 캐리어 오일 15ml		어깨, 등, 허리
분만촉진	마사지	재스민 1, 라벤더 3, 프랑킨센스 3, 캐리어 오일 15ml		하복부
산후조리	목욕	로즈, 라벤더, 네롤리, 클라리 세이지를 같은 비율로 혼합	4방울	마사지, 램프확산 (단, 좌욕이나 뒷물 금지)
신생아방	흡입	라벤더 2, 캐머마일 로먼 1	1~2방울	램프확산

증세	방법	블렌딩 용량 (방울)	사용량	비고
냉증	마사지	클라리 세이지 3, 주니퍼 베리 2, 타임 2, 캐리어 오일 15ml		하복부 마사지
	목욕	클라리 세이지 3, 주니퍼 베리 2, 타임 2		더운물에 부분욕
폐경기 장애	흡입	페퍼민트(증세가 있을 땐 가지고 다니며 사용)	1방울	거즈에 뿌려 흡입
	가글링	페퍼민트 1 또는 레몬 1, 물 100ml		
	목욕	클라리 세이지 6, 로즈 4, 페퍼민트 4		
	마사지	로즈 1, 샌들우드 2, 사이프러스 3, 페티그레인 3, 캐리어 오일 15ml		

근골격, 정형외과, 관절 조직

증세	방법	블렌딩 용량 (방울)	사용량	비고
관절염	목욕	라벤더 4, 로즈메리 4, 유칼립투스 6		따뜻한 물에
	습포	라벤더 4, 로즈메리 4, 유칼립투스 6, 주니퍼 베리 3	10방울	따뜻한 물에
	도포	주니퍼 베리 4, 유칼립투스 5, 캐머마일 로먼 5, 라벤더 4, 캐리어 오일 30ml		
	마사지	라벤더 7, 유칼립투스 5, 타임 6, 캐리어 오일 30ml		
		진저 6, 바질 5, 마조람 7, 캐리어 오일 30ml		
골관절염	목욕	페널 30, 사이프러스 16, 주니퍼 베리 10	5~7방울	단계별 관리
		블랙페퍼 5, 로즈메리 15, 마조람 8		
	마사지	진저 6, 바질 5, 마조람 7, 캐리어 오일 30ml		
요통	습포, 도포	로즈메리 3, 클로브 버드 1, 유칼립투스 1		하루 2번 등허리
	마사지	페퍼민트 3, 로즈메리 4, 캐머마일 로먼 2, 캐리어 오일 15ml		등허리
좌골신경통	마사지	제라늄 3, 페퍼민트 2, 라벤더 4, 캐리어 오일 15ml		엉덩이, 다리, 발
	목욕	제라늄 6, 페퍼민트 4, 라벤더 8		전신
삔 데	목욕	마조람 6, 로즈메리 3		10분 정도 삔 부위 부분욕
	습포	마조람 6, 로즈메리 3		1시간 정도 상처 부위에 습포
	도포	마조람 6, 로즈메리 3, 캐리어 오일 15ml		
		로즈메리 3, 유칼립투스 3, 페퍼민트 3, 캐리어 오일 15ml		마사지에도 이용

증세	방법	블렌딩 용량(방울)	사용량	비고
근육경련	목욕	마조람 7, 캐머마일 로먼 5, 만다린 3		매일 밤 1번, 점차 줄여 1주일에 2번
	도포	마조람 4, 캐머마일 로먼 3, 만다린 2, 캐리어 오일 15ml		
	마사지	마조람 4, 캐머마일 로먼 3, 만다린 2, 캐리어 오일 15ml		다리
근육통	목욕	로즈메리 8, 마조람 4, 라벤더 6(또는 캐머마일 로먼 4)		전신
	마사지	주니퍼 베리 2, 로즈메리 3, 라벤더 3, 레몬 1, 캐리어 오일 15ml		통증 부위
	습포	캐머마일 로먼 2, 로즈메리 2		통증 부위에 10분 간 더운 습포
경련성 마비	마사지	진저 10, 레몬 16, 사이프러스 4, 캐리어 오일 30ml		
		벤조인 10, 레몬 15, 샌들우드 5, 캐리어 오일 30ml		
		로즈메리 12, 라벤더 10, 진저 5, 주니퍼 베리 3, 캐리어 오일 30ml		
신경통	마사지	라벤더 5, 캐머마일 로먼 5, 클로브 버드 2, 캐리어 오일 5ml		
	흡입법	라벤더 5, 캐머마일 로먼 5, 로즈메리 2		

호흡기 장애

증세	방법	블렌딩 용량(방울)	사용량	비고
천식	마사지	제라늄 3, 사이프러스 3, 프랑킨센스 3, 캐리어 오일 15ml		등, 허리, 가슴
기관지 염증, 천식	흡입	유칼립투스 2, 타임 2, 시너먼 2, 레몬 3	2방울	거즈 이용
		(응급 상황)손바닥에 유칼립투스 1방울을 떨어뜨려 코로 깊이 들이마심		
	마사지	제라늄 2, 티 트리 3, 파인 4, 캐리어 오일 15ml		가슴, 등
코에 염증, 알레르기	흡입	유칼립투스 2, 파인 2		램프확산
	마사지	유칼립투스 2, 파인 3, 라벤더 3, 캐리어 오일 15ml		가슴, 등
감기	가글링	티 트리 1, 레몬 1, 물 100ml		
	흡입	페퍼민트, 유칼립투스 로즈메리, 네롤리 각각 1방울씩	2방울	램프확산
		라벤더, 유칼립투스 시너먼 각 2방울, 끓는 물 500ml		증기 흡입
		유칼립투스 2, 페퍼민트 2, 티 트리 2	2방울	거즈 이용

증세	방법	블렌딩 용량(방울)	사용량	비고
감기	목욕	라벤더 6, 타임 4, 유칼립투스 4		전신
	마사지	라벤더 3, 유칼립투스 3, 레몬 2, 페퍼민트 1, 캐리어 오일 15ml		등, 얼굴, 목 뒤, 가슴
목감기	가글링	샌들우드 2, 레몬 2, 물 100ml		
폐렴 우려	흡입	진저 2, 타임 2		램프확산
축농증	흡입	유칼립투스 2, 페퍼민트 4, 라벤더 3		티슈로 아침저녁 3번
	마사지	페퍼민트 2, 유칼립투스 4, 라벤더 3, 캐리어 오일 15ml		매일 저녁 얼굴 마사지
기침	마사지	유칼립투스 5, 타임 4, 캐리어 오일 15ml		등, 가슴

안과, 이비인후과 질환

증세	방법	블렌딩 용량(방울)	사용량	비고
결막염	습포	캐머마일 로먼 1, 캐머마일 워터 30ml		눈 위에 습포
인후염	흡입	유칼립투스 2, 파인 1, 페퍼민트 2		뜨거운 물로 증기 흡입
	습포	샌들우드 2, 레몬 2, 더운물 50ml		목 부위 온습포
	마사지	샌들우드 2, 레몬 2, 캐리어 오일 6ml		목 부위
	가글링	샌들우드 2, 레몬 2, 물 100ml		
알레르기성 비염	흡입	유칼립투스 2, 파인 2		램프확산
	마사지	유칼립투스 3, 파인 3, 라벤더 3, 캐리어 오일 15ml		가슴, 등
목이 붓고 아플 때	가글링	버거못 5, 타임 4, 시너먼 2	4방울	
입속 궤양	도포	티 트리 2, 레몬 2, 몰약 2, 캐리어 오일 10ml		
	가글링	티 트리 1, 제라늄 1, 라벤더 1, 물 100ml		하루 3~4번

피부과 질환

증세	방법	블렌딩 용량(방울)	사용량	비고
습진	습포	캐머마일 로먼 2, 라벤더 2, 제라늄 1		찬 습포
	도포	(진물 나거나 습한 상태)라벤더 4, 제라늄 3, 주니퍼 베리 2, 캐리어 오일 15m		아침저녁 발라줌
		(건조한 상태)라벤더 4, 제라늄 3, 주니퍼 베리 2, 샌들우드 1, 캐리어 오일 15ml		
모세혈관 확장증	마사지	라벤더 2, 제라늄 5, 사이프러스 2, 로즈힙 10방울, 아몬드 캐리어 오일 15ml		
여드름	스팀	캐머마일 로먼 2, 주니퍼 베리 1		10~15분간 얼굴에
	도포	레몬 3, 페티그레인 3, 시더우드 3, 캐리어 오일 15ml		
	목욕	주니퍼 베리 2, 시더우드 2		
알레르기성 피부염	마사지	사이프러스 5, 제라늄 4, 캐리어 오일 15ml		
입술 건조	도포	제라늄 5, 라벤더 5, 캐리어 오일 30ml		
헤르페스	도포	제라늄 3, 레몬 1, 캐머마일 저먼 2, 티 트리 3, 라벤더 2	2방울	면봉에 묻혀 사용
	마사지	레몬 3, 유칼립투스 3, 제라늄 3, 칼렌둘라 캐리어 오일 15ml		
무좀	목욕	라벤더 3, 티 트리 2, 유칼립투스 2		족욕
	도포	유칼립투스 2, 라벤더 3, 티 트리 2, 칼렌둘라 10ml		
비듬	도포	라벤더 7, 제라늄 7, 샌들우드 4, 캐리어 오일 30ml		건성 두피에 사용
		시더우드 8, 로즈메리 5, 레몬 5, 캐리어 오일 30ml		지성 두피에 사용
탈모	마사지	로즈메리 3, 일랑일랑 3, 시더우드 2, 보드카 1/2티스푼, 네롤리 워터 30ml		
두드러기, 발진, 피부염	도포	라벤더 4, 제라늄 4, 주니퍼 베리 1, 캐리어 오일 15ml		
	목욕	캐머마일 로먼 6, 라벤더 6, 제라늄 3		

비뇨기과 질환

증세	방법	블렌딩 용량(방울)	사용량	비고
전립선 질환	목욕	라벤더 5, 파인 3, 캐머마일 저먼 3	4~8방울	좌욕
	마사지	라벤더 4, 사이프러스 6, 유칼립투스 6, 타임 2, 캐리어 오일 30ml		하복부, 엉덩이, 고환 부위
방광염	목욕	유칼립투스 5, 시너먼 2, 니아울리 5		골반 부위
	마사지	바질 3, 라벤더 3, 파인 3, 캐리어 오일 15ml		
성기능 장애	흡입	일랑일랑 4, 네롤리 2, 버거못 1	3~5방울	램프확산
		샌들우드 5, 재스민 2	3~5방울	
	목욕	일랑일랑 8, 샌들우드 4, 블랙페퍼 2, 카더멈 2		
		재스민 12, 버가못 6		
	마사지	샌들우드 4, 재스민 2, 일랑일랑 2, 로즈 1, 캐리어 오일 15ml		등, 하복부, 가슴, 엉덩이

소화기와 간장 질환

증세	방법	블렌딩 용량(방울)	사용량	비고
소화불량	목욕	페퍼민트 6, 카더멈 3		
	마사지	페퍼민트 6, 카더멈 3, 캐리어 오일 15ml		시계 방향으로 복부 마사지
변비	마사지	마조람 4, 로즈메리 3, 캐머마일 로먼 2, 캐리어 오일 15ml		시계 방향으로 하복부와 등 마사지
		로즈메리 3, 레몬 4, 페퍼민트 2, 캐리어 오일 15ml		복부
	목욕	로즈메리 9, 레몬 6, 페퍼민트 3		
과민성 대장증후군	마사지	네롤리 2, 클라리 세이지 2, 라벤더 4, 제라늄 1, 아몬드 캐리어 오일 15ml		
위, 십이지장, 대장 궤양	습포 목욕	스피어민트 6, 라벤더 2, 진저 2, 사이프러스 2		
	마사지	페퍼민트 3, 카더멈 2, 코리앤더 2, 진저 2, 캐리어 오일 15ml		
설사	마사지	티 트리 3, 페퍼민트 3, 제라늄 1, 샌들우드 2, 캐리어 오일 15ml		하복부, 등쪽 시계 방향
		캐머마일 로먼 3, 라벤더 3, 티 트리 2, 캐리어 오일 15ml		복부 전체

증세	방법	블렌딩 용량(방울)	사용량	비고
설사	목욕	제라늄 6, 주니퍼 베리 6, 페퍼민트 4		
	흡입, 습포	캐머마일 로먼 1, 라벤더 3, 유칼립투스 2		램프확산
오심(멀미)	도포	(멀미)페퍼민트 5, 캐러웨이 4, 캐리어 오일 15ml		상복부에 도포 또는 흡입
		(음식 관련 오심)페퍼민트 4, 블랙페퍼 3, 로즈 2, 캐리어 오일 15ml		복부에 도포

신경정신과 질환

증세	방법	블렌딩 용량(방울)	사용량	비고
기분이 우울할 때	목욕	클라리 세이지 6, 제라늄 4, 일랑일랑 2		
		제라늄 4, 네롤리 2, 캐머마일 로먼 4		
	마사지	라벤더 4, 제라늄 4, 캐머마일 로먼 2, 캐리어 오일 15ml		등, 어깨, 목 뒤
	흡입	클라리 세이지 4, 로즈 2, 샌들우드 2		아침, 저녁
잠이 안 올 때	목욕	라벤더 3, 캐머마일 로먼 2		
		라벤더 3, 일랑일랑 3, 캐머마일 로먼 2		
		클라리 세이지 3, 베티버 2, 라벤더 2, 마조람 2		
	마사지	라벤더 3, 버거못 3, 캐머마일 로먼 3, 캐리어 오일 15ml		얼굴, 어깨 또는 전신
		라벤더 3, 일랑일랑 3, 캐머마일 로먼 3, 캐리어 오일 15ml		목 뒤, 어깨, 등
	흡입	라벤더 3, 캐머마일 로먼 2	1방울	거즈에 묻혀 흡입
		라벤더 3, 일랑일랑 3, 캐머마일 로먼 2	3~5방울	램프확산
		클라리 세이지 3, 베티버 2, 라벤더 2, 마조람 2	3~5방울	램프확산
머리가 아플 때	목욕	마조람 4, 캐머마일 로먼 4, 라벤더 4		
	마사지	라벤더 3, 유칼립투스 3, 캐리어 오일 10ml		이마, 귀 뒤, 목, 양쪽 눈가, 어깨
	흡입	마조람 2, 라벤더 2, 페퍼민트 2	1방울	거즈에 사용
		레몬(감귤류 오일) 2, 페퍼민트 2		저혈압, 만성피로 동반 두통
		유칼립투스 2, 페퍼민트 3		감기로 인한 두통

증세	방법	블렌딩 용량(방울)	사용량	비고
편두통	마사지	제라늄 1, 레몬 2, 라벤더 3, 캐리어 오일 10ml		관자놀이, 이마, 목 뒤, 어깨
	흡입	마조람 2, 라벤더 2, 페퍼민트 2, 멜리사 1	3방울	
		라벤더 3, 캐머마일 로먼 1	1방울	거즈에 사용
신경이 예민하고 허약증 느낄 때	목욕	클라리 세이지 3, 주니퍼 베리 3		
	마사지	클라리 세이지 3, 주니퍼 베리 2, 로즈메리 4, 캐리어 오일 15ml		등, 어깨
	흡입	로즈메리 2		거즈에 사용
마음이 불안할 때	목욕	제라늄 4, 라벤더 4, 샌들우드 4, 일랑일랑 2		
	마사지	라벤더 3, 샌들우드 2, 일랑일랑 1, 캐머마일 로먼 3, 캐리어 오일 15ml		어깨 또는 전신
	흡입	라벤더 4		거즈 또는 램프확산
자폐적 증상 이 있을 때	마사지	버거못 4, 제라늄 2, 클라리 세이지 3, 캐리어 오일 15ml		불안, 두려움 해소

찾아보기